梁林江肛肠病手术图解

主编 钟盛兰

主审 梁林江

U0220090

上海科学技术出版社

图书在版编目（CIP）数据

梁林江肛肠病手术图解 / 钟盛兰主编. -- 上海 ：
上海科学技术出版社，2023.6
ISBN 978-7-5478-6190-5

Ⅰ．①梁… Ⅱ．①钟… Ⅲ．①肛门疾病－外科手术－
图解②直肠疾病－外科手术－图解 Ⅳ．①R657.1-64

中国国家版本馆CIP数据核字(2023)第087390号

梁林江肛肠病手术图解

主编　钟盛兰
主审　梁林江

上海世纪出版（集团）有限公司
上海科学技术出版社 出版、发行
（上海市闵行区号景路159弄A座9F-10F）
邮政编码201101　www.sstp.cn
上海展强印刷有限公司印刷
开本　787×1092　1/16　印张11.25
字数　150千字
2023年6月第1版　2023年6月第1次印刷
ISBN 978-7-5478-6190-5 / R·2769
定价：98.00元

本书如有缺页、错装或坏损等严重质量问题，请向印刷厂联系调换 电话：021-66366565

内容提要

梁林江，全国中医肛肠界著名专家。本书以梁林江50余年来在痔、瘘、裂等肛肠疾病方面的临床经验为核心，通过图谱形式，展示典型病例及主要手术操作过程，详细介绍了梁氏的特色诊疗技术。书中每个病例附有说明，以体现各个病例的特殊性、手术操作的技巧性，尤其是手术操作过程中注意点的说明，对专科医生有较高的临床指导意义及实用价值。

本书以特色技术为主体，以图片形式呈现手术方式，使病例说明更形象、更具体、更全面，配合文字说明，既可作为初级临床医生的指导用书，又可作为中高级医师的临床参考用书。

主审简介

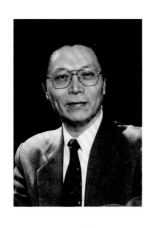

梁林江，现任上海市第四人民医院中医肛肠科学科发展顾问。曾任上海市第四人民医院中医肛肠科主任，上海市虹口区政协常委，中国农工民主党上海市虹口区区委委员。曾兼任中华全国中医学会肛肠分会常务理事，中医药高等教育学会临床教育研究会肛肠分会顾问会长，《中国肛肠病杂志》编委，上海市中医学会肛肠分会副主任委员，上海市中医肛肠医疗协作中心副主任委员，上海市中西医结合学会大肠肛门病专业委员会顾问，上海市医学会医疗事故技术鉴定委员会专家库成员。1993年享受国务院政府特殊津贴，1995年荣获上海市博览城"科技功臣"称号，1997年被命名为上海市虹口区卫生学科带头人，2000年荣获"上海市劳动模范"称号，2002年荣获"全国五一劳动奖章"，2008年荣获"全国中医肛肠教育突出贡献名专家"称号，2018年被评为上海市虹口区名中医，2020年被评为上海市基层名老中医。

主编简介

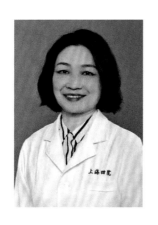

　　钟盛兰，1996 年 7 月毕业于上海中医药大学。主任医师，医学博士，上海市第四人民医院中医肛肠科主任，林氏痔科第六代传承人，第六批全国老中医药专家学术经验继承人。兼任中华中医药学会肛肠分会委员，中国女医师协会肛肠专业委员会委员，上海市女医师协会肛肠专业委员会常务委员，上海市中医药学会第十届肛肠分会常务委员，上海市医师协会第一届肛肠专业委员会委员，上海市中西医结合学会大肠肛门病专委会委员，第六届上海市医学会医疗事故技术鉴定专家库成员。

编委会名单

主　编

钟盛兰

副主编

徐　浩　耿润毅

编　委

柳瑞瑞　李嘉钦　赵　苡　张　伟
吴　斌　罗天白　杨　钰　祝　颖

主　审

梁林江

序 言

肛肠学科是中医界一门既历史悠久又极具学术优势的传统学科。在"大中医"观念的集约之下，各地区学术纷呈，各流派尽显特色与优势，福祉社会、惠泽民生。仅就上海地区中医学界的肛肠流派，就有"林氏肛肠""闻氏肛肠""顾氏肛肠""柏氏肛肠"。尤为令人敬佩的是扎根于西医综合性医院，坚持传承、不断创新、茁壮发展的"林氏肛肠"。我有幸见过"林氏肛肠"第四代传人林之夏先贤，目睹了他手术技能的精细，让人无限佩服。我因为多次的学术交流，与"林氏肛肠"第五代传人梁林江教授更熟识，他的"肛肠学"大局观和手术技巧，直让人赞叹不已。

手术治疗，却病祛疾是终极目标。在临证全过程中的具体体现：一是能治愈现病，并保持远期的疗效；二是术后并发症、后遗症少，乃至无；三是术后反应小，甚至无不适之感。这就要求术者在术前首先要周详设计，其次要精细操作。只有经过精准的治疗，才能达到上述治疗目的。对于这些要点，梁林江教授是完全能落在实处的楷模。

2007 年，梁林江教授之弟子钟盛兰主编了《梁林江痔科手术图谱》一书，让广大业界同道阅后得益匪浅。时隔 16 年，钟盛兰主任重新整理、完善该书，出版《梁林江肛肠病手术图解》。书中内容体现了学术发展的时代感，涵盖了学术发展的新成就。此外，该书拟推出英译版，为中医肛肠学走向世界迈出了可喜的一步。医学是在传承的基础上历经不断的创新而发展起来的，16 年间，随着国内外学术交流的活跃与扩大，肛肠学科的新进展、新成果、新技术、新规范、新指南也日新月异。本书的出版是学科发展的产物、是临床治疗的自然之需。

借此机会，我有几句寄语给主编钟盛兰主任作为本序的结语：科学知识永无止境。2007 年《梁林江痔科手术图谱》出版之时，你尚是一位研究生毕业不久的青年主治医师；到此次《梁林江肛肠病手术图解》出版之际，你已是一位经过 16 年临床历练的主任医师。"林氏痔科"流派梁氏学术的传承与弘扬之任，在你与团队的肩上。作为同道，期盼你以鸿鹄之志的精神，不负韶华的情操，深深感恩的情结，传承、发展、弘扬好"林氏痔科"流派梁氏学术，为中医肛肠学的新发展，一如既往地奉献你的智慧与力量。坚信你定能成功！

癸卯春月

前　言

梁林江，主任医师，1940 年 1 月出生，祖籍江苏海门，全国中医肛肠界著名专家，上海市基层名老中医。1959 年起跟随中医痔科世家林氏痔科第四代传人林之夏学习，1965 年自上海市中医带徒班毕业后，留在上海市第四人民医院中医痔科，继续跟随林老工作，成为林氏痔科第五代传人。其后，担任中医肛肠科主任 20 年、学科带头人 21 年，2018 年被聘为学科发展顾问，至今已从事中医肛肠专业 64 年。他认真继承业师的临床经验和学术思想，并加以研究提高，最终形成了一套独具特色的中西医结合痔科手术疗法。梁林江主任对各种痔科疾病均有深入的研究，在痔、瘘、裂等常见疾病的诊断及治疗上，积累了极为丰富的临床经验，对复杂性肛瘘及环状混合痔等疑难病症，更是研究精深、治疗独特。长期的临床观察证实，这些治疗方法不仅安全可靠，远期疗效理想，而且大大减少了术后并发症、后遗症的发生，深受同行的认可和患者的好评。

为了对梁林江教授的临床经验做进一步总结，本书主编于 2007 年出版《梁林江痔科手术图谱》，至今已有 16 年。16 年间，国内肛肠事业蓬勃发展，无论是国内外的学术交流，还是中西医的思想碰撞，都极大地促进了肛肠专科医生不断更新学术理念，改进和提高临床技术，注重加强学科建设，以及不同学科间的密切合作，以实现"痛苦更小，损伤更少，康复更快"的治疗目标。

在这 16 年里，作为以中医传承为特色的肛肠专科，我们顺应国内肛肠学科发展趋势，积极吸取"微创""保留括约肌"等治疗理念，学习新技术，与中医治疗特色相结合，使患者获得了更好的就医体验和治疗效果。《梁林江肛肠病手术图解》是对这 16 年传承工作的总结，包括部分手术方法的改进及新技术的运用，同时也传递了一些人文思考和学术探讨。

在这 16 年里，梁林江教授还一如既往地从事着他热爱的这份工作，这是他为之奉献了一生的事业。每一天，他都在思考如何将手术做得更完美以减轻患者痛苦。自 2008 年以来，他采用探针导引内括约肌侧切术治疗陈旧性肛裂，解决了术后复发的难题，这不仅是手术方式的改变，更是治疗理念的突破。近 10 年来，梁林江教授更注重对年轻医生的培养，也非常鼓励和支持团队在技术上的改进及新技术的运用，并给予经验传授和临床指导，对团队的传承工作发挥了强有力的推动作用。

本书以手术图谱的方式介绍梁林江教授的临床经验及特色技术，通过典型病例展示手术操作过程，并详细阐述各手术操作的要领及技巧，以期这些"简、便、廉、验"的治疗方法更容易被学习，能够被进一步推广，让更多条件有限的基层单位、边远地区的医患受益。同时，我们也希望这些具有中医特色的肛肠科治疗技术及理念能够被国外专业人士所了解，所以本书还增加了英译版，让更多人了解到中医的独到之处。相较于 2007 年版的《梁林江痔科手术图谱》，本书在概述部分增加了文献综述内容，在图谱部分新增了一些使用新技术的病例，以及对直肠黏膜松弛、坏死性筋膜炎、肛门黏液腺癌等少见病例的介绍，目的是希望能够囊括更多治疗方法及病种，为读者提供更全面的专业内容。

本书得以出版，要感谢梁林江教授的悉心指导和全力配合，让我们能够收集到他亲自主刀的病例。感谢上海中医药大学附属龙华医院陆金根教授为本书作序，陆教授热情洋溢又饱含期许的话语，是对后学及传承者们极大的鼓励与鞭策。感谢周立钱先生在翻译过程中辛劳的指导工作。最后，要感谢放射科、病理科同事为搜集书中涉及的病例影像、病理素材提供的大力支持。

本书是科室团队共同努力的成果，尤其是年轻医生的参与为本书提供了更多文献上的支持，使本书有了更开阔的视野。学术争鸣，百花齐放，希望本书能为各级专业人士提供临床借鉴及参考，也欢迎同行批评指正，使我们有更大的进步。

编 者

2023 年 3 月

目　录

肛门直肠局部解剖

一、肛门

肛门是消化道末端的开口，静止时处于闭合状态，呈前后走形的裂隙状，这是括约肌和肛垫环形收缩后的结果。肛口皮肤有很多放射状皱褶，排便时肛门扩张，皱褶消失。在混合痔病例中，正常的肛门皮肤皱褶常因皮下静脉丛扩张，或皮肤增厚、垂突而发生改变或消失。以两侧坐骨结节为连线，向后至尾骨尖的三角形区域，称为肛门三角，临床上亦称为肛周，此三角内主要含有肛门及坐骨直肠窝。肛缘向后至尾骨尖之间的纵沟，称为臀沟。尿生殖三角位于两侧坐骨结节连线与耻骨联合之间，肛门三角和尿三角合称为会阴区（图1-1）。

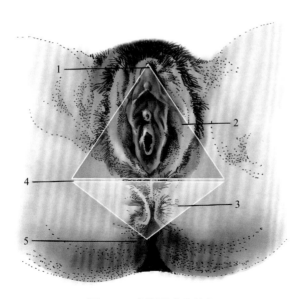

图1-1　会阴区（女性）

1. 耻骨联合下缘　2. 尿生殖三角　3. 肛门三角　4. 坐骨结节　5. 尾骨尖

二、肛管

肛管是消化道的末端，是直肠末端至肛门缘的一段狭窄管腔。肛管有着独特的解剖学以及复杂的生理学特性，它在排便节制中有至关重要的作用。

（一）肛管定义

1. 解剖肛管　肛缘到齿状线的部分，又称皮肤肛管或固有肛管，成人长约 2 cm，无腹膜覆盖，只有部分括约肌围绕。

2. 外科肛管　指肛缘到肛管直肠环平面的部分，又称肌性肛管或临床肛管，成人长约 4 cm，有全部的内、外括约肌围绕。

3. Shafik（1975）分界法　将肛管直肠分为直肠颈内口、直肠颈、解剖肛管和肛门。

（1）直肠颈内口：直肠至直肠颈交界处。

（2）直肠颈：肛提肌内侧缘至齿线。

（3）解剖肛管：齿线至肛门。

（4）肛门：肛管外口。

（二）肛管结构

1. 肛缘线　又称肛门口，是胃肠道最低处。

2. 肛白线　又称 Hilton 线，是内括约肌下缘与外括约肌皮下部的交界处，居肛缘上方约 1 cm。指诊时在此线处可触及一环行沟，称为括约肌间沟，在肛瘘保留括约肌的术式中，该结构是主要的手术入路，可以减少对外括约肌的损伤。

3. 齿状线　在肛白线上方，距肛缘线 2～3 cm，它是肛管皮肤与直肠黏膜的交界处，环行线呈锯齿状。此线是内外胚层的移行区，齿线上下方的上皮、血管、神经和淋巴的来源均不同，是重要的解剖学标志，也是肛门直肠疾病的多发处。齿状线区分布着高度特化的感觉神经末梢组织，是排便反射的诱发区。近来越来越多的文献中提出痔疮手术应尽可能地保留齿线结构，也是考虑到齿线区重要的生理功能。（图 1-2）

4. 肛柱　又称直肠柱，由于括约肌的收缩，使直肠黏膜形成 6～10 条纵行的条状皱襞，长 1～2 cm，在直肠扩张时此柱可消失。肛柱的黏膜下均有独立的动脉、静脉和肌肉组织。

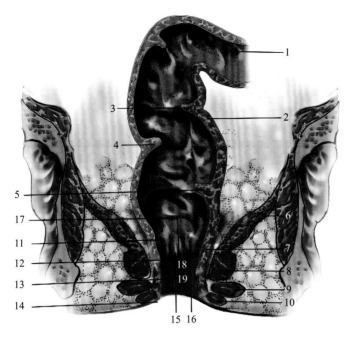

图 1-2　直肠肛管冠状面

1. 乙状结肠　2. 直肠　3. 上直肠瓣　4. 中直肠瓣　5. 下直肠瓣　6. 肛提肌　7. 肛管内括约肌
8. 肛管外括约肌深部　9. 肛管外括约肌浅部　10. 肛管外括约肌皮下部　11. 肛直线　12. 齿线
13. 肛白线　14. 肛缘线　15. 肛柱　16. 肛瓣　17. 肛窦　18. 肛乳头　19. 肛梳

5. **肛乳头**　为三角形的上皮突起，在肛柱下端，沿齿线排列，2～6 个。肛乳头由纤维结缔组织组成，含有毛细淋巴管，表面覆盖皮肤。

6. **肛瓣**　各肛柱下端之间半月形的黏膜皱襞称为肛瓣。肛瓣是比较厚的角化上皮，在大便干燥时容易受损。

7. **肛隐窝**　又称肛窦、直肠窦，是位于直肠柱之间，由肛瓣围成的袋状小隐窝。肛隐窝开口向上，其底部有肛腺的开口，有储存黏液，润滑排便的作用。隐窝若受到炎症刺激，会失去收缩功能，病菌进入肛腺管而引起肛腺炎，从而继发肛门直肠周围脓肿，最后导致肛瘘的形成。

8. **肛腺**　是位于肛窦下方相连接的外分泌腺体。多数肛腺集中在肛管后部，两侧较少，前方缺如。如果肛窦中异物积聚堵塞肛腺导管，可能引起脓肿，并继发瘘管。

9. **肛直线**　又称直肠颈内口，是肛柱的上端水平线，是直肠颈内口与直肠壶腹部的分界线，在肛管直肠环的平面上，是肛提肌的附着处。

三、直肠

直肠位于盆腔内，是结肠的末端，其上端平第三骶椎，与乙状结肠相接，下端止于齿线，与肛管相连。其走行沿骶椎腹面向下直达尾骨尖，最后穿骨盆底至齿线，成人总长 12～15 cm。

（一）直肠的形态

1. 矢状面上的两个生理弯曲

（1）直肠骶曲：直肠沿骶、尾骨的前面下降，形成一个向后的弯曲，该弯曲的最凸点距肛门 7～9 cm。

（2）直肠会阴曲：直肠绕过尾骨尖，转向后下方形成的向前的弯曲，其最凸点距肛门 3～5 cm。

骶曲与会阴曲在肛管处形成一个 90°～100° 的肛直角，此角度与控便、排便有密切关系。

2. 冠状面的三个侧弯　由上往下呈向右—向左—向右的三个侧弯，中间向左的侧弯最显著，这些弯曲在腔内对应于皱襞或 Houston 瓣。

3. 直肠瓣　直肠上下端较狭窄，中间膨大，形成直肠壶腹，是暂时贮存粪便的部位。直肠壶腹下段的黏膜皱襞多呈纵形，当肠腔扩张时可消失；而上段的黏膜皱襞多呈半月状瓣，在直肠扩张时更为明显。

（1）上直肠瓣：接近于直肠与乙状结肠的交界处，位于直肠左侧，距肛门 12～13 cm。若该瓣环绕肠腔一周生长，肠腔可出现不同程度的狭窄。

（2）中直肠瓣：因其内部环肌层特别发达，被称为肛门的第 3 括约肌，它是三个瓣中最大、位置最恒定的一个，位于直肠右侧壁上，距肛门约 9.6 cm，相对于腹膜反折平面，即膀胱直肠陷凹或子宫直肠陷凹水平，常作为肿瘤与腹腔位置关系的标志。

（3）下直肠瓣：位于直肠左壁上，距肛门约 8 cm。直肠充盈时该壁可消失，排空时较明显，指诊时易被误诊为新生物。

（二）直肠的毗邻

1. 上前方　腹膜返折，男性有膀胱底、精囊和前列腺（图 1-3）。女性有子宫（图 1-4）。

2. 上后方　骶骨，直肠和骶骨之间有直肠固有筋膜鞘，包括血管、神经和淋巴等。

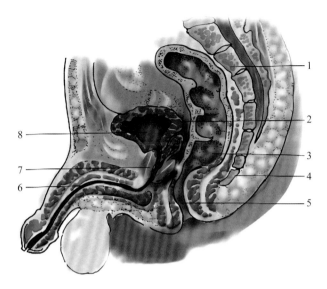

图 1-3　直肠毗邻（男性）

1. 骶骨　2. 直肠膀胱陷凹　3. 直肠壶腹　4. 尾骨　5. 肛管　6. 尿道　7. 前列腺　8. 膀胱

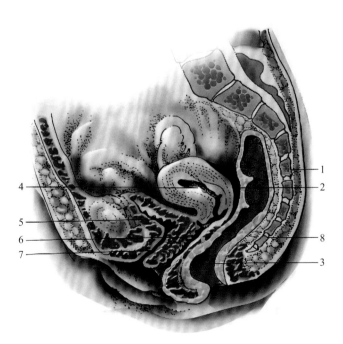

图 1-4　直肠毗邻（女性）

1. 骶骨　2. 子宫直肠陷凹　3. 肛管　4. 子宫　5. 膀胱　6. 阴道　7. 尿道　8. 尾骨

3. 上两侧　输尿管。

4. 下前方　男性有前列腺，女性为子宫颈和阴道后壁。

5. 下后方　直肠后间隙，尾骨和耻骨直肠肌。

6. 最末端　被外括约肌深层及肛提肌围绕。

直肠上 1/3 前面及两侧有腹膜覆盖；中 1/3 仅在前面有腹膜并反折；由于男性的前腹膜反折距肛缘 9～7 cm，女性的前腹膜反折距肛缘 7.5～5 cm，所以直肠下 1/3 无腹膜覆盖。

四、肛门直肠周围肌肉

（一）肛门内括约肌

肛门内括约肌由直肠环行肌层向下延伸至肛管部增厚形成，属平滑肌。包绕肛管上 2/3，长约 3 cm，其下缘距肛缘约 1 cm，由交感神经（L5）和副交感神经（S2、S3 和 S4）通过直肠神经进行支配。作为持续处于最大收缩状态的平滑肌，肛门内括约肌是阻止粪便和气体不随意排出的天然屏障。这是内在的肌源性和外在的自主神经源性特性共同作用的结果。内括约肌提供 50%～85% 的肛管静息压，肛门外括约肌提供 25%～30%，其余的 15% 来自肛垫的膨胀，Parks 曾提出在肛瘘手术中将内括约肌全部切开不会影响肛门功能。

（二）肛门外括约肌

肛门外括约肌是包裹内层平滑肌管道全长的椭圆形横纹肌柱，它的终点比肛门内括约肌略远，受第 2～4 骶神经的肛门神经及会阴神经支配。肛门外括约肌以 I 型纤维为主，I 型纤维具有骨骼肌的特性，但由于马尾水平的反射弧刺激，肌肉可保持潜在的电紧张性，从而产生紧张性和收缩性以维持肛门自制。遇到危及排便节制情况时（腹压增加或直肠扩张），肛门外括约肌和耻骨直肠肌反射性地或有意识地进一步收缩，防止粪便外漏。

肛门外括约肌被直肠纵肌和肛提肌纤维穿过分为皮下部、浅部和深部。

1. 皮下部　为环行肌束，位于肛管下方皮下，肛管内括约肌的下方。前方肌纤维附着于会阴中心腱，后方纤维附着于肛尾韧带，它被直肠纵肌向皮肤伸延的纤维束分隔成 3～4 个小的肌肉。此肌束上缘与内括约肌下缘相邻，形成括约肌间沟。外括约肌皮下部在手术中常被切断，不会导致肛门功能受损。

2. 浅部　在皮下部与深部之间，位于外括约肌皮下部上方，内括约肌外侧，为椭圆形肌束。前方肌束与会阴浅横肌连接，止于会阴体，后方两股肌束止于尾骨，并参与构成肛尾韧带。

3. 深部　位于浅部外上方的环行肌束，环绕内括约肌及直肠纵肌层外部，其最深部肌纤维与耻骨直肠肌相融合，向前附着于耻骨联合。

埃及学者 Shafik 根据肌束方向、附着点和神经支配的不同，将肛门外括约肌分为三个 U 形肌袢，分别为尖顶袢、中间袢和基底袢。① 尖顶袢：为外括约肌深部与耻骨直肠肌融合而成，绕过肛管上部的后面，向前止于耻骨联合，由肛门神经支配。② 中间袢：即外括约肌浅部，绕过肛管中部的前面，向后止于尾骨尖，由第 4 骶神经的会阴支支配。③ 基底袢：即外括约肌皮下部，绕过肛管下部的后侧面，向前止于近中线的肛门皮肤，由肛门神经支配。

三肌袢的生理作用如下。

（1）闭合肛管：由于三个肌袢方向不同，收缩时三个肌袢各以相反方向压缩和闭合直肠颈及固有肛管。

（2）蠕动性排便：由于三个肌袢各自的支配神经不同，所以可以交替收缩，向下推移粪便排出，如果要中断排便，三肌袢又可以产生逆行蠕动。

（3）单袢节制：任何一个肌袢都能独立执行括约功能，只要保留一个肌袢，就不会出现大便失禁。

（三）联合纵行肌

直肠内环行肌形成肛门内括约肌，而外纵行肌在肛门直肠环水平与肛提肌纤维形成联合纵行肌。该肌肉在肛门内外括约肌之间下降，最后某些肌纤维穿越肛门外括约肌最下端进入肛周。联合纵行肌主要作用有三：① 把内、外括约肌、耻骨直肠肌和肛提肌联合在一起，并将这些肌束向外上方牵拉，是固定肛管的重要肌束。② 内、外括约肌的排便反射是依赖联合纵肌完成的，在排便过程中起到统一协调各部肌肉的作用，是肛门肌群的枢纽。③ 联合纵肌在各肌束中穿梭，在各肌间形成了间隙和隔膜，有利于肌群的收缩和舒张。

（四）肛提肌

肛提肌是一对宽阔的、对称的片块，由 3 块横纹肌组成：髂骨尾骨肌、耻骨尾骨肌和耻骨直肠肌。髂骨尾骨肌纤维起源于坐骨棘和闭孔筋膜后面部分，向下向正中走行，插入 S3 和 S4 侧面、尾骨和肛尾缝。耻骨尾骨肌起源于耻骨后面和闭孔筋膜前面部分，沿肛门直肠交界背侧走行，在肛尾缝与对侧纤维交叉，插入 S4 前面和第 1 尾骨。

耻骨直肠肌是一个强壮的 U 形横纹肌环，将肛门直肠交界悬吊于耻骨后面。耻骨直肠肌是肛提肌最中间的部分，它的位置紧贴深层外括约肌头端。由于二者的界限不清并有类似的神经支配（阴部神经），某些学者认为耻骨直肠肌是肛门外括约肌的一部分，而不是肛提肌复合体。直肠和肛管交界的两个解剖学结构与耻骨直肠肌有关：肛门直肠环和肛门直肠角。

肛门直肠环这一术语由 Milligan 和 Morgan 首先提出，是围绕直肠肛门交界的一个强壮的肌肉环，由外括约肌深浅两层、耻骨直肠肌、联合纵肌和部分内括约肌多个肌肉群共同参与形成（图 1-5 白圈内部分），代表括约肌的上端和肛门内括约肌上缘，是体检时容易识别的肛管边界。尽管它缺少胚胎学来源，却有重要的临床意义，脓肿或瘘管手术中切割到这一结构会导致不同程度的排便失禁。

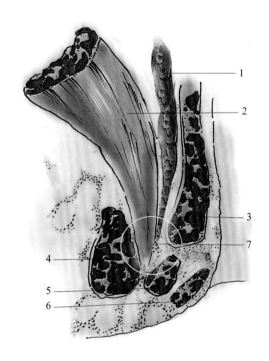

图 1-5　肛门直肠周围肌肉

1. 直肠纵肌　2. 肛提肌　3. 内括约肌　4. 外括约肌深部　5. 外括约肌浅部　6. 外括约肌皮下部　7. 肛提肌耻骨直肠部

肛门直肠角被认为是耻骨直肠肌 U 形悬带围绕肛门直肠交界的解剖学构型的结果。肛门括约肌负责关闭肛管用来保留气体和液体粪便，而耻骨直肠肌和肛门直肠角的作用则是用来保持黏稠粪便的排便节制。

五、肛管直肠周围间隙

肛门直肠区域具有临床意义的潜在间隙包括：坐骨直肠窝间隙、肛周间隙、括约肌间间隙、黏膜下间隙、肛管后浅间隙、肛管后深间隙、肛提肌上间隙和直肠后间隙（图 1-6）。

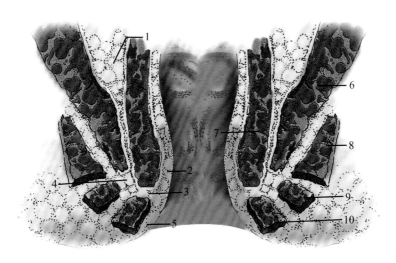

图 1-6 肛门直肠周围间隙

1. 肛提肌上间隙 2. 黏膜下间隙 3. 括约肌间间隙 4. 中央间隙 5. 皮下间隙 6. 肛提肌 7. 内括约肌 8. 外括约肌深部 9. 外括约肌浅部 10. 外括约肌皮下部

坐骨直肠窝被一薄层水平方向的筋膜分为两个间隙：肛周间隙和坐骨直肠间隙。坐骨直肠间隙由坐骨直肠窝的上 2/3 组成，呈锥体形，它的中心是肛管和下段直肠两侧，侧面是骨盆侧壁。一些作者认为坐骨直肠窝一词让人误解，应当采用坐骨肛管窝，因为该窝向中间延伸相当于肛管平面，而不是直肠平面。顶部是肛提肌，起源于闭孔筋膜处，底部是肛周间隙。坐骨直肠窝前面由尿生殖膈和会阴横肌束缚，后面是骶结节韧带和臀大肌下缘。在上侧壁，阴部神经和阴部内血管进入阴部管（Alcock 管）。坐骨直肠窝含有脂肪以及直肠下血管和神经。

肛周间隙围绕肛管下部，侧面与臀部皮下脂肪相连，中间延伸到括约肌间隙。外痔丛位于肛周间隙内，在齿状线与内痔丛相通。肛周间隙是肛门血肿、肛周脓肿和肛瘘的典型部位。肛周间隙也包括肛门外括约肌皮下部分、肛门内括约肌的最下部和纵行肌纤维。这些纤维的功能是作为中隔、分割间隙，排列致密，它可能是肛周血肿或脓肿引起严重疼痛的原因。

括约肌间隙是肛门内括约肌和肛门外括约肌之间潜在的间隙，因为多数肛门腺体终止于这个间隙，所以肛周脓肿的原发病灶起源于该间隙。该间隙也是肛瘘手术中的重要入路，特别是括约肌保护术式。

黏膜下间隙位于肛门内括约肌和肛管黏膜皮肤内衬之间，这个间隙含有内痔丛和肛门黏膜下肌层。其向上与直肠黏膜下层相连，向下终止于齿状线水平。

肛管后浅间隙位于肛尾韧带和皮肤之间，肛管后深间隙又称为 Courtney 括约肌后间隙，位于肛尾韧带和肛提肌之间。两个肛后间隙都与坐骨直肠窝相通，脓液经过肛管后间隙侵犯两侧坐骨直肠窝，形成马蹄形脓肿。

肛提肌上间隙的位置上面是腹膜，下面是肛提肌。两侧间隙的内侧是直肠，外侧是闭孔筋膜。肛提肌上脓肿多数来源于隐窝腺感染沿括约肌间隙向上蔓延，少数来源于盆腔感染。直肠后间隙前面是直肠固有筋膜，后面是骶前筋膜，侧面是直肠侧韧带，下面是直肠骶骨韧带，上面与腹膜后相连。直肠后间隙是胚胎性残留和少见的骶前肿瘤的发生部位。

六、肛管直肠血管

（一）动脉

肛管直肠动脉主要来自直肠上动脉、直肠下动脉、肛门动脉和骶中动脉（图 1-7）。

1. **直肠上动脉** 是肠系膜下动脉的终末血管，是直肠血管中最大、最主要的一支，在第 3 骶骨水平与直肠上端后面分为左右两支。循直肠两侧下行，穿过肌层到齿线上方黏膜下层，分出数支在齿线上方与直肠下动脉、肛门动脉吻合。齿线上右前、右后及左侧有三个分支，是内痔的好发部位。

2. **直肠下动脉** 位于骨盆两侧，来自髂内动脉，在腹膜下向前内行，在骨盆直肠间隙内沿直肠侧韧带分布于直肠前壁肌肉，在黏膜下层与直肠上动脉、肛门动脉吻合，主要供血给直肠前壁肌肉和直肠下部各层。

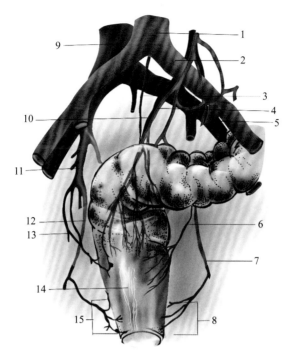

图 1-7　肛门直肠血管分布

1. 腹主动脉　2. 髂总动脉　3. 髂中动脉　4. 直肠上动脉　5. 髂内动脉　6. 直肠下动脉　7. 阴部内动脉　8. 肛门动脉　9. 下腔静脉　10. 直肠上静脉　11. 髂内静脉　12. 直肠下静脉　13. 阴部内静脉　14. 痔内静脉丛　15. 痔外静脉丛

3. 肛门动脉　来自阴部内动脉，在会阴两侧，经坐骨直肠间隙外侧壁，主要分布于肛提肌、内外括约肌和肛周皮肤，也分布于下段直肠，与直肠上下动脉相吻合。

4. 骶中动脉　来自腹主动脉，由腹主动脉分叉部上方的后壁分出，紧靠骶骨沿直肠后面中线下行至尾骨，供应直肠下端的后壁，但不是肛门直肠的主要血供来源。

（二）静脉

肛管直肠静脉与动脉并行，以齿线为界分为两个静脉丛：痔上静脉丛和痔下静脉丛，分别汇入门静脉和下腔静脉。

1. 痔上静脉丛　又称直肠上静脉丛，在齿线上方的黏膜下层，汇集成数支小静脉，穿过直肠肌层，汇入直肠上动脉，再进入门静脉。这些静脉无瓣膜，不能阻止血液逆流，在穿过肌层时易受到挤压而淤血扩张，形成内痔。该静脉丛在右前、右后及左侧较丰富，是内痔的原发部位，即母痔区；另有 3～4 个分支，是继发内痔的部位，即子痔区。直肠上静脉丛发生的痔为内痔。

2. 痔下静脉丛　又称直肠下静脉丛，在齿线下方肛门皮下组织内，汇集肛管及周围静脉，经肛管直肠外方形成肛门静脉和直肠下静脉，它们分别通过阴部内静脉和髂内静脉汇入下腔静脉。由直肠下静脉丛发生的痔为外痔。

七、肛管直肠淋巴

以齿线为界，将淋巴引流分为上、下两组。在齿线上方的称为上组，起于直肠和肛管上部，流入腰淋巴结；齿线下方的称为下组，起于肛管和肛门，流入腹股沟淋巴结。

1. 上组　汇集直肠和肛管上部淋巴管，有向上、向两侧、向下三个引流方向。向上至直肠后淋巴结，再到乙状结肠系膜根部淋巴结，沿直肠上动脉到肠系膜下动脉旁淋巴结，最后到腰淋巴结，这是直肠最主要的淋巴回流途径；向两侧在直肠侧韧带内经直肠下动脉旁淋巴结回流至盆腔侧壁的髂内淋巴结；向下穿过肛提肌至坐骨直肠间隙，沿肛门动脉、阴部内动脉旁淋巴结到达髂内淋巴结。

2. 下组　汇集肛管下部、肛门和内外括约肌淋巴结，互相交通。有向周围及向下的引流途径。向周围穿过坐骨直肠间隙沿闭孔动脉旁引流到髂内淋巴结；向下外经会阴及大腿内侧进入腹股沟淋巴结，最后到髂外或髂总淋巴结。

淋巴回流途径是炎症蔓延、肿瘤转移的主要途径，直肠部的炎症或肿瘤多向内脏淋巴结转移，肛门部的多向腹股沟淋巴结蔓延。两组淋巴有吻合处，因此，直肠癌可以转移到腹股沟淋巴结。通过向两侧扩散，在男性可侵犯肛提肌、髂内淋巴结、膀胱底和精囊、前列腺。在女性可侵犯直肠后壁、子宫颈和周围韧带，向上蔓延可侵犯盆腔黏膜、结肠系膜及左髂总动脉分叉处的淋巴结，发生腹腔转移。

八、肛管直肠神经

（一）直肠神经

直肠由交感神经和副交感神经支配，位于齿线以上，为无痛区。交感神经主要来自骶前神经丛（图 1-8）。副交感神经来自盆神经，含有连接直

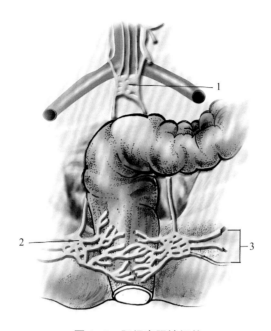

图 1-8　肛门直肠神经丛

1. 骶前神经丛（上腹下丛）　2. 盆神经丛（下腹上丛）　3. 骶部副交感神经（盆神经）

肠壁便意感受器，对直肠功能的调节起主要作用，还可以支配排尿和阴茎勃起。

（二）肛管神经

肛门内括约肌是由交感神经（L5）和副交感神经（S2、S3 和 S4）通过直肠神经相同的途径进行支配的。肛提肌的神经支配来自盆腔面的骶神经根（S2、S3 和 S4）以及下面的阴部神经会阴分支。耻骨直肠肌接受来自直肠下神经的另外的神经支配。两侧的肛门外括约肌是由阴部神经（S2 和 S3）直肠下分支和 S4 的会阴分支支配的。尽管耻骨直肠肌和肛门外括约肌有某种程度的不同的神经支配，这些肌肉看来是作为一个不可分割的单位发生作用。

肛管和肛周皮肤神经丰富，痛觉敏感，炎症或手术刺激肛周皮肤，可使外括约肌和肛提肌痉挛收缩，引起剧烈疼痛。因此，肛门部手术应尽量减少皮肤和外括约肌损失，减少缝线、结扎或钳夹等刺激，以免手术后疼痛。肛周浸润麻醉时，肛管的两侧及后方要浸润完全以获得最佳麻醉效果。

（李嘉钦，徐浩，钟盛兰）

参 考 文 献

［1］黄乃健.中国肛肠病学［M］.济南：山东科学技术出版社,1996.

［2］喻德洪.现代肛肠外科学［M］.北京：人民军医出版社,1997.

［3］李春雨,汪建平.肛肠外科手术学［M］.北京：人民卫生出版社,2015.

［4］科曼编,傅传刚,汪建平,王杉译.CORMAN结直肠外科学［M］.6版.上海：上海科学技术出版社,2016.

第二章

痔

2

第一节　概　述

　　痔是常见病、多发病，任何年龄都可发病，但痔的患病率随着年龄的增加而升高，其中 35～59 岁人群患病率最高，儿童及青少年极少患痔病。但随着饮食结构及生活习惯的改变，痔的患病年龄有年轻化倾向。据 2015 年全国肛肠病流行学统计，我国 18 岁以上成人群体肛门疾病发病率为 50.1%，痔病患病率为 49.1%，高于我国高血压（27.9%）、糖尿病（10.9%）这类常见慢性疾病的患病率，也高于英（13%～36%）、美（4.4%）等发达国家的痔病患病率。但中国肛肠疾病患者对疾病认知率仅有 48.1%，就诊率也只有 28%，这使得中国痔病就诊患者的症状普遍比较严重，治疗难度也更大。

一、病因病理

　　痔的病因及发病机制一直存在争议，包括对痔的定义的不同意见，这些争论来源于理论假设未得到临床解释及病理证据上的充分支持。以循证医学证据级别制定的痔病诊断及治疗指南，引用了目前普遍公认的痔病发病机制及病因学基础，但其本质仍在被不断揭示及验证中。

（一）病因

　　人类对痔的认识可追溯到 2000 多年前，在中国迄今所发现的古文献中，《山海经》最早明确提出"痔"的病名。在西方，Hippocrates 对痔已有所描述，并认为痔是体液失衡、黏液阻滞、血液淤热所致。中医认为机体功能状况，即身体内部气血虚损、阴阳失调（内因）对痔病的发病起主要作用，外来因素通常在正气不足或机体阴阳平衡失调时，才起到致病作用。对痔本质的探讨至今已有近 300 年的历史，从最早的"柔软静脉团"到现代的"肛垫"理论，以及发现生活起居、工作环境、饮食结构等复杂的外在因素对痔发病的影响，使痔的病因学呈现多样化。

1. 内痔的病因

（1）痔静脉曲张：痔静脉曲张是最早比较系统解释痔生成的病因学说，虽然这一观点仍受争议，但从痔病研究进程来看，静脉曲张学说持续了相当长的时间，直到现在还影响着临床医生对其他痔病学说的接受度。从解剖学上看，人类直立行走时，肛门处在躯干最低位置。由于地球重力作用，以及门静脉及其属支无静脉瓣，造成肛门直肠区域静脉系统血液回流受到影响，痔上、痔下静脉丛淤血扩张形成隆起的静脉团（图2-1）。另外，至今尚未发现动物在自然状态下产生痔的表现，这一现象似乎可以佐证直立行走给人类带来"痔"的事实，也让人很难完全回避"痔静脉曲张"对痔形成的影响。

在一种现象的本质尚未被揭示之前，表象往往疑惑并主导着人们对本质的判断。回顾文献，1749年，Morgangni提出任何可能引起痔静脉内压增高

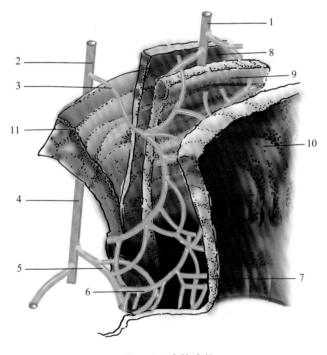

图 2-1　痔静脉丛

1. 直肠上静脉　2. 髂内静脉　3. 直肠下静脉　4. 阴部内静脉　5. 肛门静脉　6. 痔外静脉丛
7. 痔内静脉丛　8. 纵肌层　9. 环肌层　10. 黏膜　11. 肛提肌

的因素均可引起痔静脉曲张而成痔。Gallen 和 Hippocrates 发现痔内不连续的静脉扩张，并提出了静脉曲张学说。该学说认为痔是直肠黏膜下和肛管皮肤下痔静脉丛淤血、扩张和屈曲形成的柔软静脉团。在后续近 200 年间，众多学者及临床医生围绕这一学说做了大量研究，包括局部解剖、痔组织病理观察、血管造影等，直到近期的细胞因子生物学角度的研究。目前的研究结果认为，痔并不是曲张的静脉，痔与肛门直肠静脉曲张应被看成两种不同的疾病。把痔病与肛门直肠静脉曲张性疾病区分开，可能是该类研究最有临床意义的一个方面。

（2）肛垫动静脉吻合的异常扩张：便血是痔病的主要临床表现，而且便血呈鲜红色，这不得不考虑到痔组织内血管来源的问题。1963 年，Stelzner 提出痔的本质是动脉的变化而不是静脉，直肠上动脉的小分支与伴随的静脉共同形成一种像阴茎海绵体一样的勃起组织网，称为"直肠海绵体"。1976 年日本宫崎治男观察到肛垫内有动脉、静脉吻合血管，称之为窦状静脉。他认为窦状静脉血管的肌层薄弱，弹性纤维少，胶原纤维增多，在排便等压力下，可造成窦状静脉扩张，从而形成痔，提出窦状静脉淤血是产生内痔的解剖学基础。王振军研究认为，窦样血管的破坏是痔形成的重要组织学基础，也是痔发生出血、水肿、肥大等临床表现的基础。在痔组织中，窦样血管本身的结构发生了明显破坏或退行性变化，包括管壁的结构、连续性和厚薄血管比例都有异常，而在相对正常肛垫组织中则没有这些表现。

动静脉吻合血管的异常扩张更好地解释了痔病便血、血色鲜红的原因，注意到痔与组织结构的改变，特别是与血管结构变化的关系。

（3）肛垫移位及支持组织破坏：临床将痔核好发部位称为母痔区，Miles 在 1919 年提出，直肠上血管的 3 个终末支为母痔发生的解剖部位。1975 年 Thomosn 在伦敦大学攻读硕士学位期间，对 95 具尸体（10 名婴儿、3 名少年和 82 名成人）的全盆腔脏器肛门直肠标本进行了相关研究，并提出"血管性衬垫"的概念。根据他的理论，肛管处的黏膜下层呈一系列不连续的衬垫结构，分别位于左侧、右前、右后的位置，是包括扩张的血管、平滑肌（Treitz 肌）和结缔组织的肛管黏膜及黏膜下组织，自婴儿出生时就存在。1984 年，Hass 等在 Thomson 研究结果的基础上提出，痔是正常肛管组织垫，当支持性结缔组织系统退变、肛管稳定性破坏、肛垫失去固定下滑时，将导致静脉扩张、破坏、出血与血栓形成，才被视为痔病而需要接受治疗。因此，自 20 世纪 80 年代后，肛垫下移学说，即肛垫是痔发生的解剖基础，肛垫向下移位是痔的发病机制，逐渐被国内外学者所接受并形成共识，继而提出"保护肛垫组织"的治疗理念。

目前还有一些其他的学说来解释导致血管异常扩张的原因，如肛管狭窄学说、括约肌功能下降学说、痔静脉功能下降学说等，仍在探讨之中，这些学说主要解释了内痔的形成。在 2021 年的最新研究中，研究员将痔疮的发病原因概述为神经肌肉运动受损、平滑肌收缩和外基质组织受损。

2. 外痔的病因

（1）血栓性外痔：主要因排便努责、剧烈活动或用力咳嗽等外力作用，使肛门周围皮下小静脉破裂，血液外渗至肛门皮下，凝结成血栓；或因肛周静脉丛发生炎症，局部充血，凝结为血栓。

（2）炎性外痔：为肛缘皮肤及皮下组织或皮赘，在反复摩擦、受损及其他炎性刺激下，发生局部充血、水肿而成。

（3）静脉曲张性外痔：为肛缘皮下静脉的扩张和充血所致。

（4）结缔组织性外痔：可发生在炎性外痔的炎症及水肿消退后，其增生的皮肤及结缔组织不能消退或吸收；血栓性外痔的血栓机化过程中，结缔组织形成；因肛门周围结缔组织向外延长或变性后纤维破裂、松弛，形成皮赘，故又可称为皮赘性外痔。

3. 痔的其他诱发原因

（1）不良的排便习惯：一直以来，便秘都被认为与痔的形成有密切关系。1972 年，Burkitt 提出低纤维饮食使肠道传输时间延长，从而导致粪便量减少，粪便坚硬难以排出，便秘导致静脉曲张引发痔病。Jahanson 报告指出，纤维的摄入与痔的发病率没有关联，增加纤维的摄入也没有使痔的患病率下降。虽然痔静脉曲张学说备受争议，但便秘及用力排便肯定是诱发或加重痔病的常见诱因，这在临床中多有印证。有人就提出，肛管高压可致便秘，用力排便时影响痔静脉回流受阻而成痔。事实上，这种学说最终仍认为痔是静脉曲张所致。

另外，研究已证实便秘并不是痔的病因。Read 发现长期用力排便的严重便秘者，痔的发病率并不高。但是，便秘及用力排便作为痔病的诱因依然重要，在肛垫下移的基础上，便秘可加重痔病的症状。有研究表明，与痔相关疾病的患者中，伴发腹泻病者居多数。Delco 等也发现，有的腹泻患者痔的发病率可高达 41.5%。腹泻可能是导致痔病的危险因素，其机制尚不明确，可能是由于腹泻刺激引起括约肌长时间的频繁或持续收缩，使肛管静息压升高，影响肛垫静脉回流，造成肛垫充血性肥大，继而导致出血和脱垂。由于静脉丛在不同高度穿越多个肌层，排便时容易受到挤压，影响血液回流。如果这种机械刺激长时间存在，就逐渐形成了以小动脉为中心的静脉曲张性团块，最后增大形成痔。如蹲厕时间过长，痔静脉压升高而诱发痔疮；由于工作原因，人为控制排便，使粪便在直肠残留时间过长，粪便中水分吸收导致便秘，秘结大便压迫痔静脉，最终导致静脉曲张，若长期久坐不动，下部血流受阻，亦易曲张，均可成痔。

（2）饮食偏嗜：如长期饮酒、嗜食辛辣刺激肛管黏膜，使其充血而诱发痔。此外蛋白质类食物食用过多，水果、蔬菜、粗纤维类食物食用较少，造成了粪便中保水能力下降，阻碍大肠蠕动，造成便秘等症状，加之局部肠黏膜受压，极易充血而引发痔。

（3）妊娠和分娩因素：在妊娠和分娩时，由于子宫的压迫，可导致痔静脉淤血，动脉血流增加；增大的子宫压迫直肠可导致排便困难、生育时腹压明显升高，如原有便秘、痔病的孕妇可出现症状加重；妊娠激素可使血管扩张，易致静脉淤血。这些因素使经产妇患痔病的比率升高，多见有皮体外痔，原有痔病者，可引起痔的急性发作、嵌顿绞榨。

（4）遗传因素：痔病是否具有遗传性一直是个备受争议的问题，虽然我们在临床上可以看到，如果一个家庭中几代人都有痔病的患者，相对于家庭中单发的患者，痔的发病年龄早，病程长，病情严重，体征明显，但是没有基因学上的证据证明痔的遗传性。2021 年 4 月，*Gut* 上发表的一项研究首次证明，基于单核苷酸多态性数据，遗传因素在痔的发病原因中虽然微弱，但仍存在可预测的 5% 的遗传力，该遗传因素容易导致平滑肌、上皮和结缔组织的功能发生障碍。另外，研究结果还表明，痔与消化道、神经情感和心血管领域的其他几种疾病存在一定的遗传相关性。随着后续研究的深入，将会有更详细的机制分析，并在此基础上开发相应的治疗方法，以及针对易感个体提供更有效的预防途径。

4. 中医学对痔成因的解释 《黄帝内经》中的《素问·刺法论》"正气存内，邪不可干"是中医病因学的核心，也适用于痔的病因解释。风热肠燥、湿热下注、气滞血瘀、脾虚气陷是最常见的病机，相应的内服、外用方法应用也很广泛。

中医的整体观，不仅体现在全身气血、阴阳的协调统一，也体现在人体组织结构、功能、生理病理上的对应、互见及调控，如耳穴、上病下取、下病上治等。中医对痔的外治法很多，如在龈交穴（位于上唇系带与齿龈之移行处，为任脉、督脉、足阳明之脉交会穴）上实施割治法、刺络放血法或者穴位注射法等。胡佐鸿从达尔文医学角度探讨了龈交穴诊治痔的理论及可能的机制，他认为上唇系带与肛垫的相关性源于摄食与排泄原始口肛结构功能的统一性及原始咽与泄殖腔在发生中的系列同源性，刺激上唇系带龈交穴治疗痔病，是利用了演化留下的神经联系的痕迹。

从中医学角度，对痔的形成原因及机制有了另一种诠释方式，它被认为是整个机体某个环节的生理功能发生障碍后引发的一种局部病理表现。因此，在治疗上并不总是以痔为治疗目标，而是通过去除内、外环境中的致病因素，恢复机体的有序状态，而使痔体消除，或者改善症状。

（二）病理

通过病理研究发现，痔组织主要包括三种成分，即黏膜和肛门上皮、大量的血管和平滑肌纤维、丰富的结缔组织。

1. 痔组织黏膜损害　与正常肛垫组织相比，发病的痔组织的黏膜层较薄，柱状上皮常脱落，可见黏膜破坏、糜烂，甚至溃疡；部分杯状细胞萎缩，腺体生长欠佳。

2. 痔组织内的血管病变　相对正常肛垫组织，痔组织血管壁结构发育不良，管壁厚薄不均，管壁纤维不连续，部分管壁破坏，呈玻璃样变性、硬化，平滑肌缺失，代之以变性的胶原，或仅见内皮细胞，出血严重，可形成局限血肿，有的血管壁上可见大量新生的小血管，厚壁的窦状血管明显增加。痔的病理切片黏膜下见扩张血管，伴血栓形成和邻近出血。（HE染色 ×40）（图2-2，图2-3）

3. Trietz肌的病理改变　痔组织中的Trietz肌密度低，排列疏松，出现扭曲、断裂，排列十分紊乱；弹性纤维少，胶原纤维多，部分肌纤维组织失活。

4. 痔组织弹性纤维的退行性变化

（1）Treitz肌的弹性纤维退行性变化：在痔组织中弹性纤维出现明显的

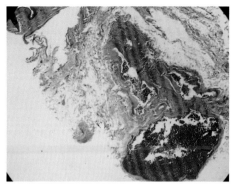 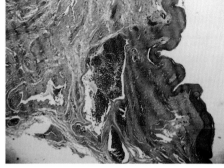

图 2-2 痔的病理切片（1）　　　图 2-3 痔的病理切片（2）

破碎、融合、变性和断裂等形态学改变。痔组织的弹性纤维含量明显减少，密度也比较低。

（2）窦状血管内弹力板的变化：痔组织的弹力板常见断裂或不连续，或者结构模糊，呈碎片状。

5. 痔组织内的出血和血栓性病变　痔组织内存在明显的出血，范围弥漫，固有层、黏膜肌下层、Trietz 肌间、窦状血管周围均有大量红细胞。痔组织中血栓形成也比较多见，或新鲜，或陈旧，多呈机化后再通状态。

二、临床分类及分期

（一）临床分类

从解剖学上，以齿状线（简称齿线）为参照，将痔分为内痔、外痔、混合痔三类（图 2-4）。内痔发生在齿线以上，由黏膜下痔静脉丛扩大曲张而形成。外痔发生在齿线以下，由痔外静脉丛曲张或肛缘皮肤发炎、肥大、结缔组织增生或血栓淤滞而形成。混合痔由内痔向下发展或内外痔相连融为一体而形成，齿线沟可消失。

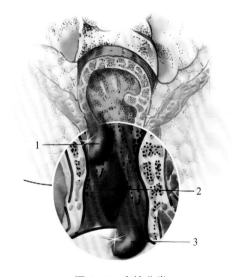

图 2-4 痔的分类
1. 内痔　2. 混合痔　3. 外痔

（二）临床分型

1. 内痔的分型

（1）血管肿型：由毛细血管增生扩张而成，表面粗糙而柔软，色鲜红，痔体与周围黏膜分界较清楚，痔体多数较小，可见小出血点或浅表糜烂，易出血（图2-5，图2-6）。

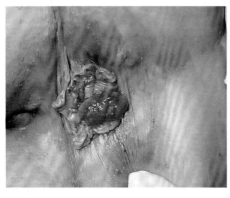

图2-5　血管肿型内痔（1）　　　　　图2-6　血管肿型内痔（2）

（2）静脉瘤型：痔核内见有血栓和扩张的静脉瘤，痔体较大，可由多处融合为一体，隆起明显，黏膜较坚厚，色紫暗，不易出血，易受腹压变化影响，排便时隆起可增大，便后可缓解（图2-7）。

（3）纤维肿型：结缔组织增生，可呈乳头状，表面黏膜较硬，呈灰白色，不易出血，易脱出（图2-8）。

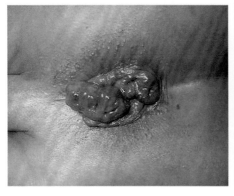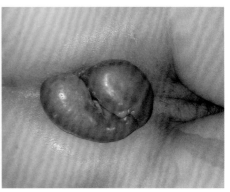

图2-7　静脉瘤型内痔　　　　　　　图2-8　纤维肿型内痔

2. 外痔的分型

（1）血栓性外痔：在肛缘皮下呈圆形或近圆形隆起，好发于肛门两侧，胀痛明显（图2-9）。

（2）炎性外痔：肛缘皮赘或皮肤皱襞因损伤或感染发生充血、水肿，触痛明显（图2-10）。

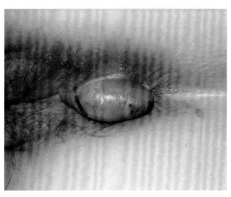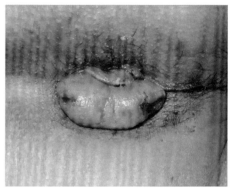

图2-9　血栓性外痔　　　　　　　　图2-10　炎性外痔

（3）静脉曲张性外痔：齿线以下痔外静脉丛曲张，在肛门缘形成的软块。如有炎症，痔体可增大，胀痛明显，手术中切开皮肤后见静脉团暴露（图2-11～图2-13）。

（4）结缔组织性外痔：由肛缘皱襞皮肤发炎、肥厚、结缔组织增生所致。多在肛门前、后中位置，有时亦可环绕肛门一圈（图2-14，图2-15）。

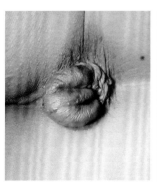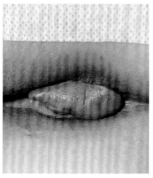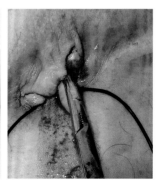

图2-11　静脉曲张性外痔伴　　图2-12　静脉曲张性外痔伴　　图2-13　暴露的静脉团
　　　　　水肿　　　　　　　　　　　　血栓

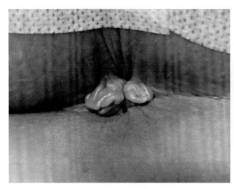 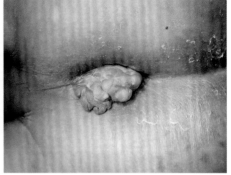

图 2-14　结缔组织性外痔　　　　图 2-15　结缔组织性外痔伴增生

　　3. 混合痔的分型　梁林江主张根据外痔的形态将混合痔进行分类，他认为，混合痔尤其是环状混合痔的分型与手术方式的选择有密切关系。

　　（1）静脉曲张型混合痔由齿线上下静脉屈曲且相连通而成（图 2-16）。

　　（2）皮赘型混合痔由肛缘皮赘部分与内痔部相连而成（图 2-17）。

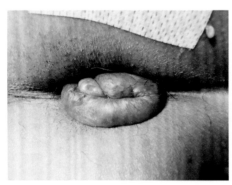 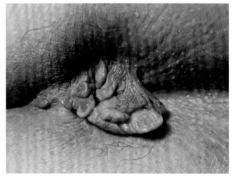

图 2-16　静脉曲张型混合痔　　　　图 2-17　皮赘型混合痔

（三）临床分期

　　对于痔这类良性疾病，如何确定保守治疗或手术治疗的界限，以及界定疾病的复杂性，涉及痔的临床分期。1975 年英国学者根据痔的便血、脱垂程度制定的 Goligher 分类法是目前国内外最为常用的一种内痔分期方法，它以内痔进展过程中症状的变化作为分期依据，能够反映病情加重的过程，但并不能全面体现疾病的复杂性，而疾病的复杂性与治疗后产生的并发症、后遗症及预后密切相关。

越来越多的肛肠专家提出对 Goligher 分类法的改进及修订，Nyström 等提出了一种将重要的痔病伴随症状（疼痛、灼烧感、出血、渗漏和脱垂）纳入考虑的评估系统。Lunniss 等基于解剖位置提出原发性痔（在肛垫的三个典型部位）和继发性痔（在肛门其他部位）的分类，基于痔核数量及相互间关系提出独立痔核或相互融合占据肛管环周痔核的分类，并根据症状描述为脱垂和非脱垂。2016 年印度结直肠外科医师协会关于痔的分类方案，增加了痔核的数量、占据肛管环周的比例、是否伴有血栓或坏疽的考虑。国内陈文平于 2020 年底建立了依据出血（bleeding）、脱垂（prolapse）、外痔（external hemorrhoids）、内痔大小（circumference）、肛管括约肌张力（tone）五个因素对痔病进行评估，并根据评估的综合结果对痔病进行分期的新方法，简称 BPECT 分期。李玉英团队提出以内痔、混合痔作为评估对象，选取痔的脱垂程度（degree of prolapse）、痔病的出血症状（bleeding of hemorrhoids）、痔核占据肛管环周的比例（the proportion of anal canal circumference occupied）、混合痔的外痔部分类型（types of external hemorrhoids if it is mixed hemorrhoids）共四个因素对内痔、混合痔进行评估，称为"四因素"评估方案。

我们认为，痔的症状决定疾病的严重程度，而痔的体征提示疾病的复杂性。既然痔分为内痔、外痔、混合痔，它的复杂性必然基于全部痔体的综合呈现。在做治疗决定时，既要考虑疾病对患者健康的损伤及威胁，以此决定治疗的迫切性，也要顾及治疗的难度及预后，凭此制定治疗策略。因此，对痔病病情的判断需将痔的症状与体征相结合，才能窥见痔病的全貌。

1. Goligher 分期法

（1）Ⅰ期内痔排便时带血、滴血或喷射状出血，排粪后便血可自行停止，无痔脱出。

（2）Ⅱ期内痔常有便血，排便时有痔脱出，排粪后可自行回纳。

（3）Ⅲ期内痔偶有便血，排粪或久站咳嗽劳累、负累时有痔脱出，需用手回纳。

（4）Ⅳ期内痔偶有便血，痔持续脱出或还纳后易脱出，偶伴有感染、水肿、糜烂、坏死和剧烈疼痛。

2. 2016 年印度结直肠外科医师协会关于痔的分类方案　见表 2-1。

3. BPECT 分类方案　见表 2-2。

4. 内痔与混合痔的"四因素"痔评估方案　见表 2-3。

表 2-1 《印度结直肠外科医师协会（ACRSI）痔的管理实践指南 2016》
关于痔的分类方案

分 级	特 征
I	不脱出肛门
II	排粪时脱出于肛门外，排粪后自行回纳入肛门内
III	需要手辅助回纳入肛门内
IV	持续脱出于肛门外，并伴有外痔

对痔进行分级后，再根据痔核的数量、占据肛管环周的比例、是否伴有血栓或坏疽，
并通过以下后缀进一步分类

a	单个痔
b	两个痔，但占据肛管环周比例＜50%
c	占据肛管半周以上的环形痔
d	出现血栓或坏疽病灶（复杂）

表 2-2 BPECT 评估内容

出血（B）	脱垂（P）	外痔（E）	内痔大小（C）	肛管括约肌张力（T）
B0：无出血	P0：无脱垂	E0：无外痔	C0：单个独立的内痔，且直径＜1/4肛管周径	T0：肛管括约肌张力正常
B1：间断、可控的出血（患者通过改变生活习惯、使用药物治疗等可以控制的出血）	P1：可还纳的脱垂（内痔脱垂可自行还纳或手助还纳）	E1：单个或多个外痔直径之和＜1/2肛管周径	C1：单个或多个内痔直径之和＜1/2肛管周径	T1：肛管括约肌张力降低（指伴有肛门不完全失禁、洞状肛门、肛管括约肌收缩功能下降或肛管压力测定显示肛管静息压降低等）
B2：持续喷射状、严重的出血（患者通过改变生活习惯、使用药物治疗等不可控制的出血）	P2：严重的脱垂 P2a：内痔脱垂不可还纳 P2b：任何内痔脱垂＋肛管脱垂	E2：单个或多个外痔直径之和≥1/2肛管周径	C2：单个或多个内痔直径之和≥1/2肛管周径	T2：肛管括约肌张力升高（指伴有肛管内括约肌痉挛或肛裂等）

表 2-3　内痔与混合痔的"四因素"痔评估方案

因　素	级别	特　征
主痔的脱垂程度	1	不脱出肛门
	2	排粪时脱出于肛门外，排粪后自行回纳入肛门内
	3	需要手辅助回纳入肛门内
	4	痔核持续脱出于肛门外，或痔嵌顿
痔病的出血症状	1	几乎不出血（近 6 个月未发生痔出血）
	2	较少出血（近 6 个月有痔出血，但＜3 次）
	3	经常出血（近 6 个月达 3 次及以上，但＜6 次）
	4	反复出血（近 6 个月达 6 次及以上）或近期持续出血（每日排粪时都有痔出血，且经积极的药物保守治疗 14 日无效）；或出现中度及以上由痔导致的贫血
主痔痔核占据肛管环周的比例	1	＜1/4 肛管环周
	2	≥1/4 肛管环周，且＜1/2 肛管环周
	3	≥1/2 肛管环周，且＜3/4 肛管环周
	4	≥3/4 肛管环周
混合痔的外痔类型	1	无明显外痔
	2	结缔组织性外痔
	3	静脉曲张性外痔
	4	炎症、水肿或血栓形成

注：主痔，指与患者痔病临床症状或体征直接相关，需要进行针对性治疗，甚至手术处理的痔核。痔核持续脱出于肛门外，指内痔长期脱垂至肛门外，肛门检查时可在肛门外见到齿状线。由痔导致的贫血，指因痔出血导致的贫血（临床需排除其他原因引起的贫血）。痔出血次数的算法，单独 1 次排粪时痔出血，或 7 日内虽有多次排粪时痔出血，但自行停止出血或经药物治疗后停止出血，均记为痔出血 1 次；如排粪时痔出血持续超过 7 日，记为第 2 次；如排粪时痔出血持续超过 14 日，记为近期持续出血。

三、诊断

（一）临床表现

1. 内痔的症状和体征

（1）便血：是内痔的最主要症状。Ⅰ期内痔以便血为主，随着痔黏膜表面纤维化程度严重，便血反而减少。但以血管肿型为主的内痔，随着痔核增大，痔核内血管网日益丰富，痔核表面黏膜变薄，便血量将逐渐增加，甚至呈喷射状，若伴有脱出，由于括约肌的收缩作用，使痔核内压力增高，便血难以自止，每次出血量很大，日久可致贫血。在女性，月经前及行经中，内痔出血更易发作，可能与经期盆腔充血有关。亦有在食用辛辣刺激食物出现便血的，这可能由黏膜受刺激后充血所致。

（2）脱出：是内痔发展至中晚期的主要症状。痔核由脱出后可自行回纳发展至需手托纳，其过程可长可短，与患者的排便习惯有很大关系。其间也可因为突然的大便努责导致痔核脱出不能回纳，成为嵌顿性内痔。为避免排便后肛门清洗的不便及脱出物的不适，很多患者限制了长时间的外出，对患者的生活有很大影响。在老年人中，常见痔核连带直肠黏膜一起脱出肛外，对于此类病例需明确脱出组织性质及范围，与治疗方式的选择密切相关。（图 2-18～图 2-20）

（3）肛门坠胀：齿线区是肛门最敏感的区域，是排便运动的诱发区，还可以区别肠内容物的性质。齿线附近增大痔核的隆起，痔核表面的炎症，都可以刺激齿线区产生坠胀感、便意感。临床上有一部分患者以肛门坠胀为主诉，晨起减轻，午后加重，而没有便血、脱出的主症。此时，需与功能性肛门直肠痛相鉴别，若无明显相应体征，不可盲目手术，以免造成误诊误治。有的患者在痔疮手术后肛门坠胀感仍不能缓解，故在术前，医患双方对感觉异常类

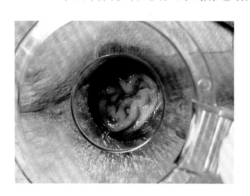

图 2-18　直肠黏膜松弛堆积

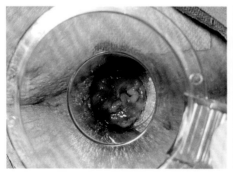

图 2-19　努责后，痔核连带直肠黏膜向下移行

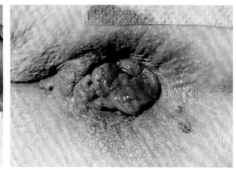

图 2-20　取出肛门镜后痔核黏膜一圈脱出肛外

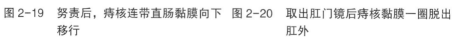

的症状要有充分沟通，以免患者对疗效不满意。

（4）疼痛：单纯的内痔无疼痛，如痔核发生水肿嵌顿、感染、血栓、溃疡时，可以引起较剧烈的疼痛，甚至影响到患者的排便排尿。

（5）肛门溢液、潮湿、瘙痒：有少数患者以肛门溢液、潮湿或伴有瘙痒为就诊原因，多数因不能忍受而要求手术治疗。至Ⅲ期内痔时，肛门括约肌有所松弛，肠腔内分泌物可自肛内流出，或痔黏膜外翻黏液外溢，患者常诉内裤不洁。日久可形成肛门湿疹，瘙痒明显。

（6）肛门检查：指诊对内痔的判断不是很明确，但较大的内痔可感受到痔核的隆突感，肛镜检查是观察内痔最直接的方法，对内痔的分期分型、生长部位、牵涉范围都可以有较全面的判断。镜下可以见到齿线上方黏膜的隆起，大小不等，黏膜颜色可为鲜红或暗红，或灰白，有的黏膜表面有糜烂、出血。

（7）放射影像表现：内痔的组织结构包括黏膜层、黏膜下层、毛细血管网，及更深层次的基质结构，包括肌肉、结缔组织，其中含有血管结构（大部分为扩张的静脉），这部分结构在磁共振影像中呈现出黏膜层的透亮影（图2-21黑箭头所指区域）。

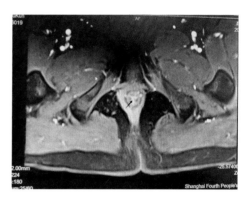

图2-21　磁共振下痔的表现

2. 外痔的症状和体征

（1）血栓性外痔：疼痛为第一主诉，导致患者行动不利，个别患者主诉肛口有异物感，坠胀不适，疼痛不是很明显。以肛缘突发肿块为体征，青紫色，有触痛，质硬，可移动。发病的第2～3日为疼痛高峰期，以后疼痛可逐渐减轻，但血栓的吸收较慢，快的2～3日，慢的达10日至2周，有的不能完全吸收而机化为包块（图2-22），患

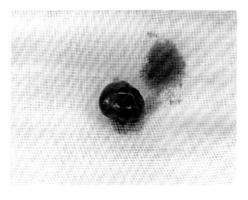

图2-22　剥离的血栓

者诉有异物感。期间可因皮肤溃烂，血栓排出，偶尔有感染者。

（2）炎性外痔：肛门皮赘肿胀疼痛，行坐不便。肛门检查可见局部红肿，皮色光亮，触痛明显。1周内为急性期，疼痛较剧烈，其后疼痛可逐渐缓解，但皮赘消退需2周左右。

（3）静脉曲张性外痔：一般无明显不适，患者常因便后肛口有柔软突出物来就诊，偶有肛门坠胀感。初起者肛门可无明显体征，病程长者可见肛门有柔软的半圆形隆起，努责后隆起明显。

（4）结缔组织性外痔：无明显不适感，患者常抱怨便后肛门难以擦拭干净，内裤不洁；或长时间行走后，肛口有异物夹持感。肛门检查可见肛缘有散在或呈半环状、环状的皮赘，形状不规则，质软。肛门前、后中有结缔组织性外痔的，可伴有肛裂。

3. 混合痔的症状和体征　混合痔具有内痔和外痔的症状和体征，在表现上亦有偏重，或以内痔为主，或以外痔为重。

（二）鉴别诊断

与痔相鉴别的常见疾病有肠道炎性疾病、肠道息肉、肠道肿瘤、直肠脱垂、肛周皮肤病等。近年来，结肠毛细血管扩张症成为不明原因下消化道出血，特别是老年患者不明原因下消化道出血的常见病因（图2-24）。如果患者到肛肠科就诊，尤其是那些确实有痔核存在的患者，很容易被误认为痔疮出血。影像学检查有助于明确诊断，包括腹部X线检查、CT、肠系膜血管造影等。

遇到有痔疮伴便秘的患者大量直肠内出血，要考虑粪块性溃疡，由于存留粪块长时间直接压迫结肠或直肠，导致肠黏膜缺血坏死，形成局部溃疡出血。这类出血比较隐匿，来势凶险，需要得到临床足够重视（图2-23）。

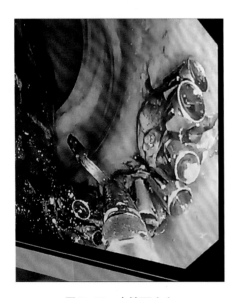

图 2-23　内镜下止血

四、治疗

（一）治疗原则

1. 正确判断症状与体征的相关性　Marino 曾提出："不要在没有肛门体征的情况下治疗症状，也不要在没有症状的情况下治疗肛门体征。"前半句话涉及痔病的鉴别诊断，在临床上确实应该引起重视。如常见于功能性疾病的功能性肛门直肠痛，患者的各种不适主诉会非常多，这种不适的感觉可以让患者达到抑郁的程度，甚至自杀，可以伴随或不伴随肛门体征。医生如果不能客观地评价症状与体征的相关性，盲目手术，将会导致更严重的后果。后半句话是关于手术指征的界定，提出了不能任意手术或不必要地扩大手术范围，突出了保护肛门功能的重要性。这一点在环状混合痔的治疗中体现得最为明显。从患者的角度来看，他们总是希望一次治疗就能完全清除病灶，不能理解为什么要分次手术，或者选择病灶治疗。此时，医生要正确判断引起主要症状的痔核部位，可能会引发怎样的症状，治疗时才能重点突出，主次分明，既能将主要病灶清除，又能减少损伤，在获得最佳治疗效果的同时，最大限度地保护肛门功能。

所以，梁林江认为治疗痔病，在充分了解患者治疗意愿的基础上，一定要严格规范手术指征，可保守治疗的就不手术，治疗有突出症状的体征，以消除症状为主要目的。

2. 选择最适宜的治疗方法　治疗时一般都先采用保守的方法，通过内服或外用及其他非手术疗法，达到缓解症状的目的。尤其是那些从未接受过正规治疗，没有明确的手术指征的患者，更应该先用保守治疗。比如便血，即使患者有痔核存在，也不一定需要直接针对痔进行治疗。换而言之，治疗应针对出血的原因。

图 2-24 中，该患者为 86 岁女性，反复便血 3 个月，以排便时滴血、喷血为主要表现，肛门无脱出，无疼痛，肛门检查见痔核

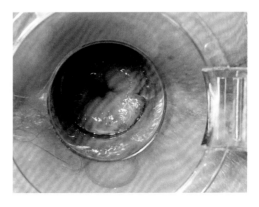

图 2-24　典型病例

轻度隆突，未见明显充血，但在直肠肛管交界处黏膜充血明显，在该区域予注射治疗，便血止。

若患者便秘，可通过适当的饮食调整、排便调节、缓泻剂治疗等措施进行干预，排便改善，便血自止。当有明确的手术指征时，则可尽早手术，以减轻患者的痛苦。各种手术方式都有各自的适应证和禁忌证，各有优缺点，要根据不同的症状及体征，选择最适宜的手术方法。目前围绕痔的治疗方法，主要包括针对痔体治疗的痔切除术，及保留肛垫的痔上黏膜切除术，如痔上黏膜切除吻合术（procedure for prolapsing hemorrhoids, PPH）、选择性痔上黏膜切除吻合术（tissue-selecting therapy stapler, TST），以及套扎（弹力线套扎术）、注射（软化剂注射术）、冷冻等器械治疗。治疗方法越多，对临床医师治疗经验及技术的要求就越高，因为方法的选择及效果的实现，都需要医生来完成。在这个过程中，各类诊疗指南可以作为指导，但医生的决策仍然是关键，因此，统一行业内治疗原则非常重要。

梁林江认为，痔病是良性疾病，对于良性疾病的治疗，最基本的原则就是不能给患者造成不必要的伤害，增加不必要的痛苦。无症状的痔对人体健康没有明显影响，所以我们的治疗也就应该针对有症状的痔体，锁定治疗边界。医生不要为了炫技而过度手术，或者扩大手术范围，将原本简单的治疗复杂化，使患者承受附加的痛苦。比如，部分经历过 PPH 治疗的患者会产生肛门坠胀疼痛感，严重者可持续数年，影响正常生活，甚至产生焦虑、抑郁的情绪。不可否认，因为我们对自己的身体结构、功能及其相互间影响的结果还没有透彻的了解，手术总有并发症、后遗症。正因为如此，医生在选择治疗方式时更应该慎重，避免掺杂其他社会因素的影响。图片中的患者10 年前接受了 PPH 治疗，出现肛门持续疼痛，肛门指诊可以触摸到后中齿线黏膜下的残钉，有触痛，由此长期炎症刺激导致多发肛乳头肥大，手术将残钉取出后，疼痛感即解除（图 2-25～图 2-28）。

另外，人是一个整体，患者经历了一次局部手术，其结果会对全身造成怎样的影响，目前的科学尚无法完全预判。最佳的远期疗效是检验手术成功与否的金标准，而这个疗效里，不仅是症状消除，还应该包括功能、感觉的最小损失或者恢复，以及不产生与手术相关的其他障碍，我们对于这个终极目标的追求一直在路上。

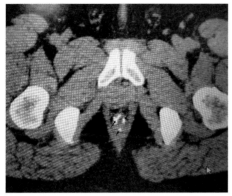 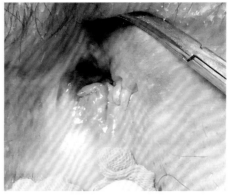

图 2-25 黑色箭头所指为残钉在 CT 中的 显影 · 图 2-26 慢性炎症造成多发性肛乳头肥大

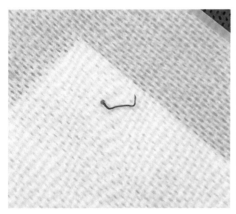 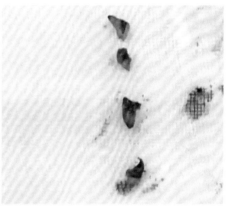

图 2-27 手术取下的残钉 · 图 2-28 手术切除多发性肛乳头肥大

（二）梁林江痔病诊疗经验

1. **细辨病症，不盲目手术** 梁林江认为，有些病家虽有痔疾，但其肛门不适感并非痔疾所致，倘若不明确病因而盲目手术，恐难得显效，平生医患纠纷。故辨病识疾，果敢决策，乃上医所必备。

2. **设计最佳手术路线** 对于病情复杂，痔核丛生者，这点尤为重要。梁林江在术前对每一位患者都仔细检查，默想手术路线，趋利避害，选择最佳方案，对预后有充分估计，方可进行手术治疗。

3. **严格把握手术适应证** 痔的手术治疗方法多样，可以单种或多种治疗方式结合运用，但必须严格掌握手术适应证，才能达到最佳的治疗效果。

例如伴有直肠黏膜松弛的,可配合套扎治疗,伴有弥漫性黏膜充血的,可结合注射疗法。

4. 针对主要病灶,不过度手术 梁林江认为,肛门皮肤、黏膜不及方寸之间,多留一分便为病家多留一分好处。医者在选择病灶上要稳准,在手术方法上要精细,方可做到减少手术创伤,减轻病家术后不适,缩短疗程,又有最佳的远期疗效,这是医家不断修进之处。他针对静脉曲张型环状混合痔采用分段分离外剥内扎术,皮赘型环状混合痔采用分段分离外切内扎术,都是为保留肛门正常组织设计的手术方案,能很好地保护肛门外形及功能。

5. 注重细节,防微杜渐 梁林江强调修剪外痔需要有肛门整体观,要顺着皮肤纹理进行修剪,即使在牵拉时也要保持纹理的正常走向。修剪时举重若轻,控制修剪层面深度,尽量避免侵犯皮下肌层。对于环状混合痔的患者,在术后每周行一次肛指检查,以防止创面粘连引发肛门狭窄。

6. 嵌顿痔手术时间的选择 过去认为嵌顿痔不宜立即手术,应当等待嵌顿痔核炎症消退后方可手术治疗,否则有感染之虞,因此患者要忍受长时间的痛苦。梁林江认为,嵌顿痔核的肿痛非感染性炎症所致,而是局部淋巴回流受阻的结果。这时采用手术方法解除痔核绞榨,改善局部循环及肿胀,患者疼痛可立即缓解。到目前为止,嵌顿痔手术并未发现术后感染、肛门功能受损等不良后果。

7. 是否必须保留黏膜桥 以往一直认为,在环状混合痔手术中,必须保留足够的黏膜桥和皮桥,否则会出现肛管狭窄的后遗症。但在环状混合痔中,尤其是内痔黏膜一圈相连,分界不清,又全部脱出肛外的,要进行有效的治疗,必须将脱出的痔核全部扎除,这时很难做到保留黏膜桥。

梁林江在临床实践中发现,肛管皮桥必须留,而且尽可能多留。但在权衡最佳疗效与保留黏膜桥的必要性之间的关系时,仍以疗效为重,不十分强调保留黏膜桥。当然,这也是针对痔核沿直肠纵径方向上跨度较小,即纵径范围在齿线上下 1 cm 之内者。若痔核纵径过长,造成黏膜缺损过多,也有引起肛管狭窄之虞。术后 2 周内的指诊可以尽早发现肛管狭窄迹象,及时采用手法或器械扩肛治疗,可防止肛管狭窄的不良后果。

第二节　手术图解

　　痔的手术治疗无外乎内痔结扎，外痔切除，如何结扎，如何切除，各家之说颇多。本节介绍的手术方法是梁林江在继承先师临床经验的基础上，为减轻术后并发症如疼痛、水肿、出血等，不断改进，逐渐形成的独具特色的中西医结合手术治疗方法。

一、血栓外痔剥离术

【操作步骤】手术操作如图 2-29～图 2-34。

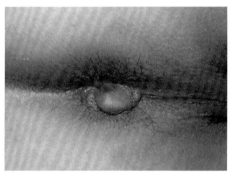

图 2-29　截石位 2 点位血栓外痔，触痛明显，行血栓外痔剥离术

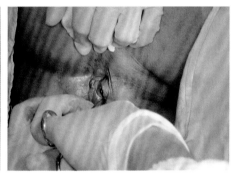

图 2-30　在血栓包块最高点做一放射状切口，将血栓顶部皮肤切开

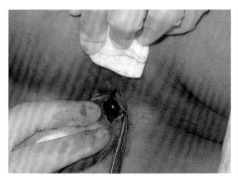

图 2-31　用剪刀沿皮下和血栓外包膜四周分离血栓，血栓团完全暴露

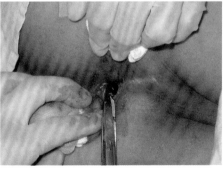

图 2-32　继续将血栓与周围组织分离开，完整游离出血栓

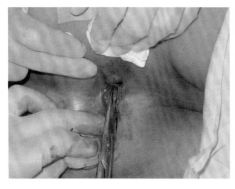
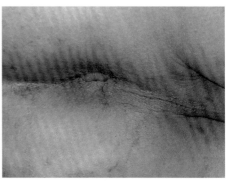

图 2-33 血栓剥离后，修剪创面两侧缘呈 　图 2-34 手术完毕后肛门外观
　　　　线状对合

【术后处理】每次便后以中药洗剂坐浴，药物组成为乌梅、石榴皮、皂角刺、枯矾等。换药时以消毒棉球轻按创面，注意保持皮瓣对合平整。保持大便通畅，避免努责。

【病例点评】本术式适用于血栓外痔急性期或保守治疗后不能吸收而局部疼痛不适明显者。手术中尽量不要将血栓包膜剪破，以免血栓剥离不全。血栓剥离后，创缘皮肤要修剪至对合平整，以免术后遗留皮赘。术中力求不遗漏小血栓，以防止复发。创面小，疼痛轻，愈合速度快，不主张缝合。

二、结缔组织性外痔切除术

【操作步骤】手术操作如图 2-35，图 2-36。

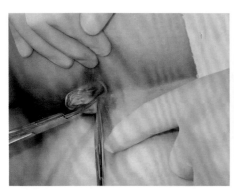
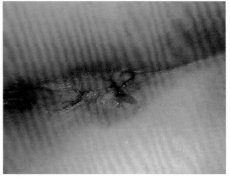

图 2-35 以弯头血管钳将结缔外痔提起，　图 2-36 由创缘向肛外放射状做一引流
　　　　沿钳下将痔体剪去　　　　　　　　　　　口，修剪两侧皮瓣，使创面平整

【术后处理】每次便后以乌梅、石榴皮、皂解刺、枯矾等中药熏洗液坐浴，创面以红油膏、生肌散换药至痊愈。

【病例点评】本例为混合痔的结缔组织性外痔部分。单纯的切除术对于痔体小的结缔外痔是可行的。但痔体越大，其根部在宽度和深度上涉及的范围就越大，一次性切除可造成创面过大致肛管皮肤缺损。在处理这类外痔时，术前应充分考虑切除的部位、大小、方向及对肛管括约功能的影响等。为预防切除后创面出血过多，切除痔体大的结缔外痔可以采用大部切除，根部结扎的方法。

三、静脉曲张性外痔剥离切除术

【操作步骤】手术操作如图 2-37，图 2-38。

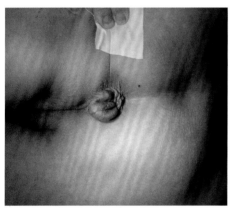 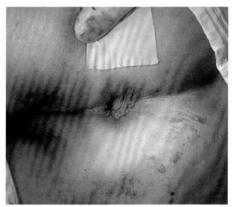

图 2-37　截石位 11～12 点位外痔静脉曲张肿胀，患者有坠胀感　　　图 2-38　在痔体隆起最高处做一放射状切口，将曲张的静脉丛剥离切除。修剪创缘，使创缘皮肤对合平整

【术后处理】每次便后以中药熏洗液坐浴，换药时以消毒棉球轻按创面，注意保持皮瓣对合平整。保持大便通畅，避免努责。

【病例点评】本例为混合痔的静脉曲张性外痔部分。如同时切除多个痔核，要注意切口间保留足够的皮肤，避免造成肛门狭窄。

四、内痔高位围绕结扎术

【操作步骤】手术操作如图 2-39～图 2-44。

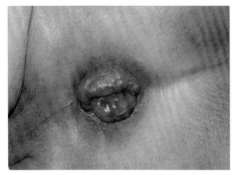

图 2-39　便血 2 个月，左半圈内痔水肿嵌顿，行内痔高位围绕结扎术

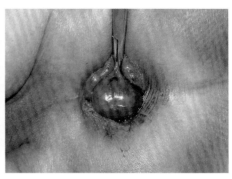

图 2-40　以弯钳由外向内钳夹内痔基底部，至痔核的外 2/3

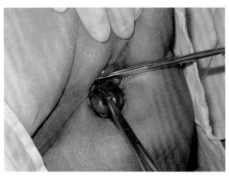

图 2-41　以术剪沿钳下剪开痔核基底部至血管钳顶端

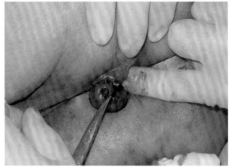

图 2-42　先将丝线嵌在剪切面根部，提起痔核，丝线由外向内绕至痔面根部以双结结扎

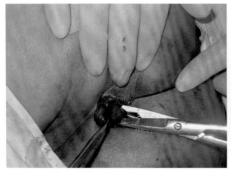

图 2-43　将痔核放下，丝线反向绕回剪切面，双结结扎痔核根部。剪去痔核大部，余下纳入肛内

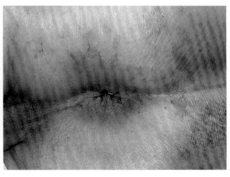

图 2-44　修剪创缘后，手术结束

【术后处理】每次排便后以中药熏洗液坐浴，栓剂纳肛每日2次，每次1粒塞入肛内。创面以红玉膏、生肌散换药至痊愈。

【病例点评】内痔的高位围绕结扎术是梁林江经典术式之一，适用于各种类型的内痔及混合痔的内痔部。其优点有：① 痔核底部剪切口至痔体的2/3～4/5，结扎位置相对较高。由于齿线以上为无痛区，故术后疼痛轻。② 围绕结扎避免了贯穿结扎导致的周围组织损伤，减少了脱落期大出血的发生。③ 结扎残端小，痔核脱落后的新生创面相应较小，也使脱落期出血量减少。④ 该术式操作简捷，适应证广，各种类型的内痔均可采用。术后疼痛轻，出血少，降低了脱落期大出血风险。该术式技术成熟，远期疗效好。治疗要点：① 钳夹痔核时要仔细，既要将痔核黏膜钳夹住，又不能钳夹到正常的黏膜组织，一般以痔体两侧自然凹陷为夹持处，夹持后钳外无明显的黏膜隆起为参考。② 钳夹深度一般为痔核的2/3，剪切不要超过钳夹顶端，剪切过深容易引起出血。③ 结扎线圈一定要扎紧，以免线圈松脱引起大出血。若痔核根部粗大，可行3次围绕结扎。

五、混合痔外切内扎术（一）

【操作步骤】手术操作如图2-45～图2-53。

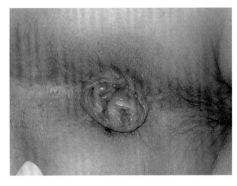 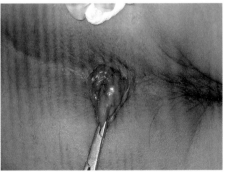

图2-45　便后肛口有物脱出需手回纳1个月。肛门检查肛缘静脉曲张，肛镜观察见左半圈内痔黏膜相连，隆突明显，充血色暗红，努责后可脱出肛外

图2-46　以弯钳将相连的两个痔核一并钳夹，纵行钳夹2/3的痔核体，以痔核两侧凹陷为钳夹缘

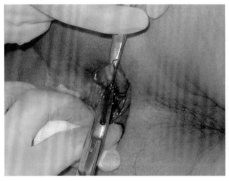

图 2-47　以术剪沿钳下缘作切口，剪至近钳夹顶端，游离痔核

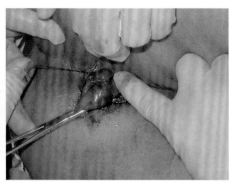

图 2-48　以丝线围绕痔核根部由外向内行双结结扎

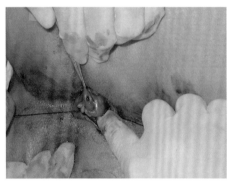

图 2-49　再将丝线反向绕至痔核下方行围绕结扎

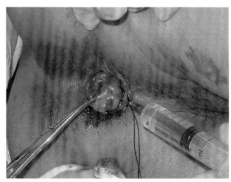

图 2-50　在痔核上注射消痔灵，见痔核充盈隆起后，缓慢抽离针头

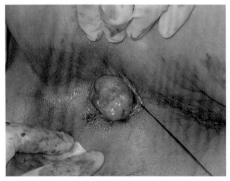

图 2-51　注射消痔灵后，痔体很快变色，内有淤血栓塞

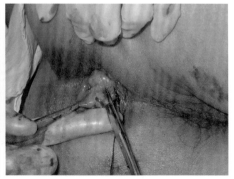

图 2-52　将注射结扎后的游离痔核大部分予以剪除，余留小部分残端纳入肛内

【术后处理】每次排便后以中药熏洗液坐浴，栓剂纳肛每日 2 次，每次 1 粒塞入肛内。创面以红玉膏、生肌散换药至痊愈。

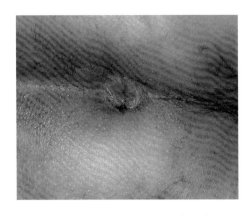

图 2-53 修剪创缘后，手术结束

【病例点评】本病例为多痔核丛生的混合痔，两个痔核虽大，但连接紧密，范围局限，界线清楚，故可一并钳夹结扎。但因结扎根蒂粗大，恐其脱落时出血多，将消痔灵注射于痔核部，通过药液扩散进入痔核残端，小剂量消痔灵可起到栓塞血管的作用，使术后大出血的可能性减少。

对于痔核结扎范围大的病例，梁林江多采用结扎切除配合消痔灵注射法。注射部位为痔核体，不侵犯深层组织及周围正常组织，并起到止血的效果。

六、混合痔外切内扎术（二）

【操作步骤】手术操作如图 2-54～图 2-61。

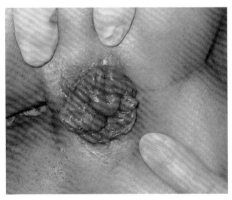

图 2-54 反复便血伴肛口脱出物加重 1 个月。肛门检查肛缘静脉曲张，肛镜下见左半圈内痔隆突，充血色红，努责后可脱出肛外。局麻后拔开肛门，内痔黏膜外翻，以左半圈隆突明显，3 点位痔核有黏膜皱褶凹陷

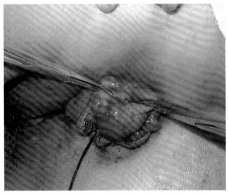

图 2-55 分别钳夹痔核的两处根基部

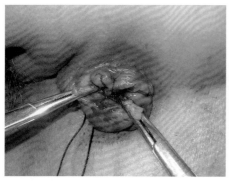

图 2-56　沿钳下分别剪开钳夹的黏膜

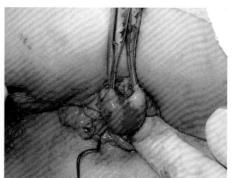

图 2-57　以丝线抵住痔核游离端根部，由外向内围绕结扎

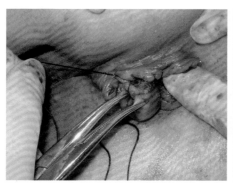

图 2-58　再将丝线由内向外做围绕结扎

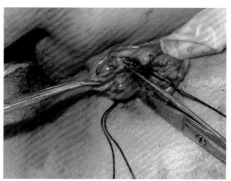

图 2-59　将游离痔核大部剪除

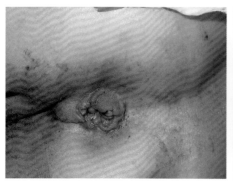

图 2-60　修剪创缘，手术结束

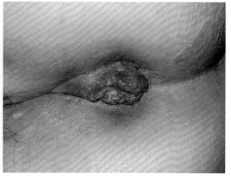

图 2-61　3 周后创面痊愈出院

【术后处理】每次排便后以中药熏洗液坐浴，栓剂纳肛每日 2 次，每次 1 粒塞入肛内。创面以红玉膏、生肌散换药至痊愈。

【病例点评】同为混合痔，与前例不同之处在于，本例虽为单个痔核，但有多个根基，痔体覆盖面大，一并钳夹剪开痔核基底部会使黏膜损伤过多。故采用分别钳夹剪切，再一并结扎的方法。

与多根基一并钳夹的术式相比较，分别钳夹剪切可以将根基间的黏膜保留下来，创面减小，能更多地保留正常组织，还能减少术中、术后出血。痔核结扎根基小，脱落就早，创面修复相应地也比较快。若两个相连痔核根基接近，也可用本术式处理。

七、嵌顿性混合痔外切内扎术

【操作步骤】手术操作如图 2-62～图 2-67。

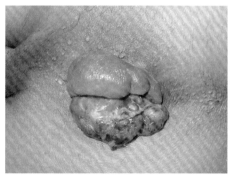

图 2-62　便血伴肛口有物脱出 15 年，肿痛加剧 1 个月。肛门检查见左半圈外痔水肿，内痔部嵌顿，痔核表面破溃糜烂

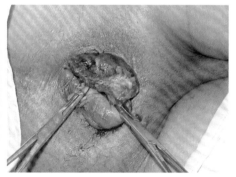

图 2-63　在齿线处找到痔核根部自然凹陷，进行分段钳夹

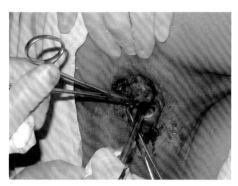

图 2-64　分别沿钳下剪开痔核组织

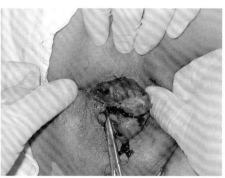

图 2-65　以丝线围绕结扎痔核根部

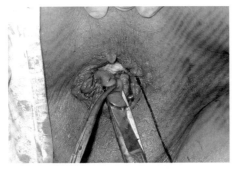 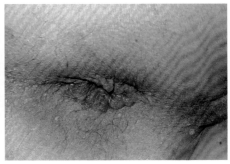

图 2-66 剪除结扎后的大部分游离痔体　图 2-67 修剪外痔区后，回纳残余部分，
　　　　　　　　　　　　　　　　　　　　　　　　手术完毕

【术后处理】每次排便后中药熏洗液坐浴，创面以红油膏、生肌散换药至痊愈。

【病例点评】该病例为混合痔嵌顿，内、外痔部肿胀都很明显，但二者间的齿线凹陷仍很清晰，手术时宜将内、外痔部分别处理，先将多根基内痔部结扎切除，再将外痔区切除。由于内痔部根基很粗大，钳夹时要仔细，取自然凹陷处钳夹，既要将痔核全部钳夹住，又不能钳夹过多，误将正常组织剪除，造成肛门皮肤缺损；结扎时丝线要扎紧，防止痔核残端滑脱，造成大出血；痔核脱落期注意观察便血情况，预防大出血；术后每周 1 次的指诊有利于预防肛管狭窄。

八、嵌顿性混合痔外切剥内扎术

【操作步骤】手术操作如图 2-68～图 2-73。

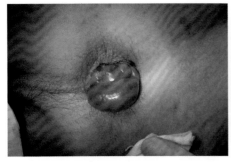 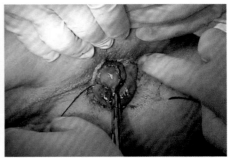

图 2-68 右半圈混合痔嵌顿，内痔水肿　图 2-69 先将嵌顿之内痔部行高位围绕
　　　　外痔区静脉曲张肿胀，皮肤光亮　　　　　结扎

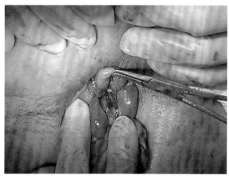
图 2-70　内痔游离后，其下方静脉丛暴露

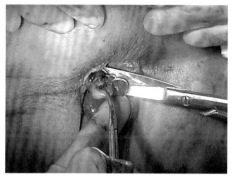
图 2-71　将结扎后的内痔大部剪去

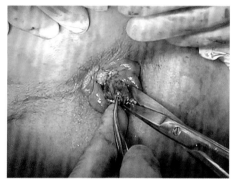
图 2-72　将外痔区静脉丛行以剥离切除

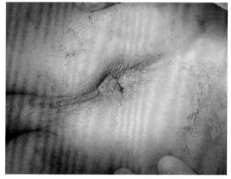
图 2-73　静脉团剥离后，放射状延长创面，修剪创缘皮瓣，使创面对合整齐

【术后处理】每次排便后中药熏洗液坐浴，创面以红玉膏、生肌散换药至痊愈。

【病例点评】静脉曲张性混合痔在稳定期时主要表现为排便时及便后静脉团鼓胀，逾时可自行缓解。当静脉团受到用力排便等机械刺激后，可发生局部循环障碍，导致静脉团持续肿胀，痔核不能回纳而致嵌顿，手术宜采用外剥内扎术。

混合痔发生嵌顿时，尤其是内、外痔区均肿胀明显时，应遵循内、外痔分别处理的原则，先结扎内痔，再剥离切除外痔。若将内、外痔一并钳夹切除，容易引起术中大量出血，肛管皮肤损伤过多，创面过大。有时齿线因肿胀明显而消失，手术时仍应将痔区分内、外两部分别处理，可以减少术中出血。

外痔区的静脉团通过剥离摘除，肛门皮肤缺损少，创面愈合后瘢痕小，肛门外形好。

九、混合痔伴湿疹

【操作步骤】手术操作如图 2-74～图 2-76。

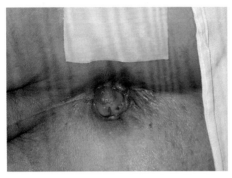

图 2-74　术前，痔核脱出，肛周皮肤湿疹样变化明显

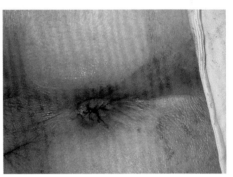

图 2-75　手术结束时肛门外观

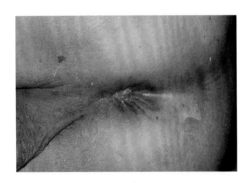

图 2-76　出院时创面愈合，肛周皮肤已基本如常

【术后处理】若瘙痒明显，换药时以治疗湿疹的软膏涂抹于病灶处，外扑青黛散，对湿疹有治疗作用。

【病例点评】肛门湿疹为痔核脱出后，黏膜分泌液外溢，肛周皮肤长期浸渍于潮湿环境下所致。这类湿疹通过治疗痔，改变肛门潮湿环境可得到治愈。本例术后 2 周痊愈出院时，肛门湿疹已有好转。

十、混合痔伴肛乳头肥大

【操作步骤】手术操作如图 2-77～图 2-79。

【术后处理】每次排便后以中药熏洗液坐浴，栓剂纳肛每日 2 次，每次 1 粒塞入肛内。创面以红玉膏、生肌散换药至痊愈。

【病例点评】痔核伴肛乳头肥大的病例临床较多见，有的病例肛乳头肥

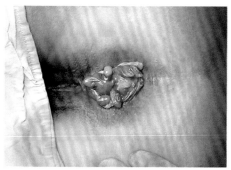

图 2-77 截石位 7 点位、11 点位痔核伴肛乳头肥大多枚，便后可脱出肛门

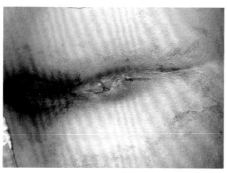

图 2-78 将 7 点位、11 点位痔核合并肛乳头肥大予以结扎切除，并在 7 点位、11 点位做扩创引流

大增生尤为突出，脱出肛口者称为肛乳头瘤。由于肛乳头肥大的存在，局部的慢性炎症反复刺激黏膜，导致局部充血，使便血量增加。一般认为肛乳头瘤有恶变倾向，宜及早手术切除。小的肛乳头肥大可直接切除，肛乳头瘤因根基大，需行结扎摘除，结扎方法与内痔结扎方法相同。

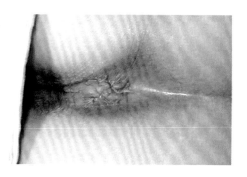

图 2-79 3 周后痊愈出院

十一、混合痔伴肛乳头瘤、肛裂

【操作步骤】手术操作如图 2-80～图 2-82。

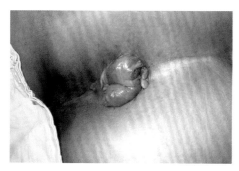

图 2-80 每次便后有物自肛口脱出，脱出物为痔核伴肛乳头瘤，痔核根部有撕裂口

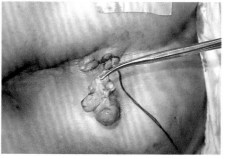

图 2-81 将脱出的肛乳头瘤及痔核一并结扎摘除

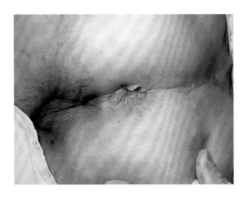

图 2-82　修剪创缘使创面引流通畅，手术结束

【术后处理】每次排便后以中药熏洗液坐浴，栓剂纳肛每日 2 次，每次 1 粒塞入肛内。创面以红玉膏、生肌散换药至痊愈。

【病例点评】此类出现在痔核根部的裂口，多由于痔核过大，每次排便时被强力挤出，导致痔核根部黏膜被反复牵拉、撕裂，经久不愈，成为慢性溃疡裂口。此类肛裂括约肌痉挛不明显，去除致病因素后裂口可修复。这类需要用力排便才能脱出的增生物，在门诊检查时若指诊未触及，很容易被遗漏。详细询问病史非常重要，若主诉与体征不符，需要进一步鉴别。

十二、环状混合痔外切内扎术

【操作步骤】手术操作如图 2-83～图 2-102。

【术后处理】每次排便后以中药熏洗液坐浴，栓剂纳肛每日 2 次，每次 1 粒塞入肛内。创面以红玉膏、生肌散换药至痊愈。

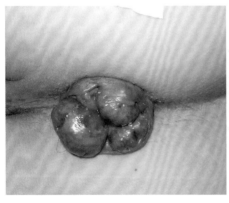

图 2-83　便后肛口有物脱出需手回纳伴便血加重半年。肛门检查努责后内痔脱出肛外，以 3 点位、7 点位、11 点位隆突最明显

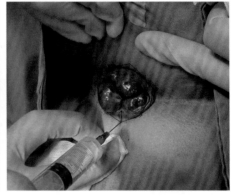

图 2-84　麻醉采用局麻，分别在 3 点位、9 点位肛缘皮肤黑白交界处进针，呈扇形向周围组织浸润

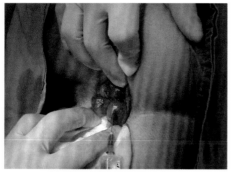

图 2-85 麻醉后，痔核外翻更明显。在待结扎痔核黏膜下注射少量麻药，使痔核边界更清晰

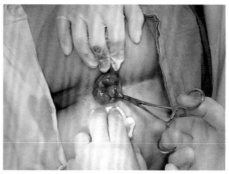

图 2-86 以弯钳夹持痔核外 2/3，须从痔核根部钳夹

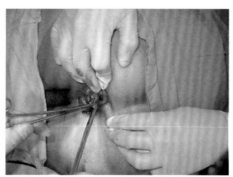

图 2-87 以弯直剪紧贴钳下，将夹持住的痔核基底部剪开至近钳端

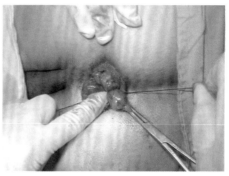

图 2-88 再以丝线置于剪切口底部，自外向内围绕游离痔核根部做结扎，以双结固定

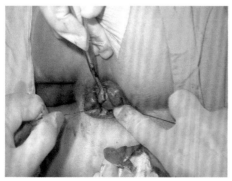

图 2-89 再将痔核提起，丝线反向在游离痔核根部再行 2 次结扎

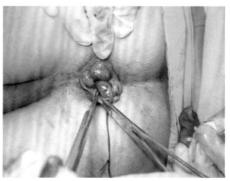

图 2-90 以弯钳夹持 11 点位内痔，沿钳下将痔核基底部剪开

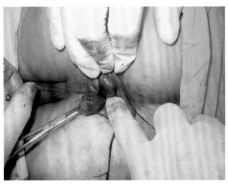

图 2-91 以丝线自外向内围绕痔核根部做结扎，以双结固定

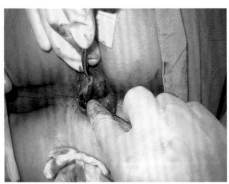

图 2-92 再将痔核提起，丝线反向抵住游离痔核根部再以双结固定

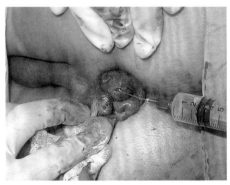

图 2-93 在 3 点位痔核处注射少量麻药，减轻结扎痔核时的不适感

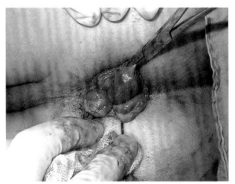

图 2-94 以血管钳夹持痔体

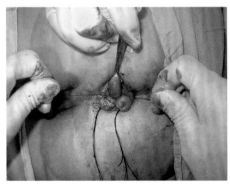

图 2-95 以丝线自外向内围绕痔核根部结扎

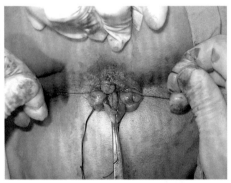

图 2-96 以丝线反向围绕痔核根部结扎

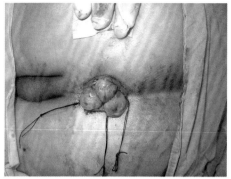

图 2-97　3 个痔核全部结扎完毕

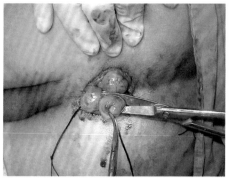

图 2-98　将结扎后的痔核游离端剪除，留下约 3 mm 的结扎残端

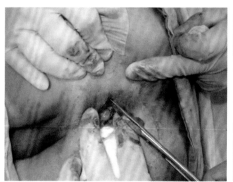

图 2-99　在 3 点位、11 点位做放射状小切口，使创面引流通畅，减轻术后疼痛

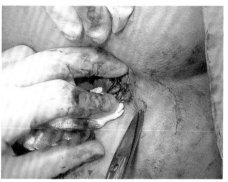

图 2-100　7 点位放射状切口较长，切断外括约肌皮下部及部分内括约肌，修剪两侧皮瓣，使创面成"V"形

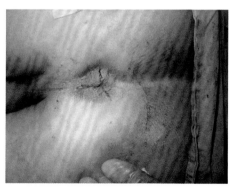

图 2-101　手术完毕，创面外观

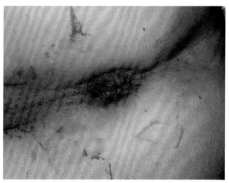

图 2-102　术后 22 日，痊愈出院

【病例点评】本病例呈现了一个完整的环状混合痔的手术过程。该病例以内痔脱出为主要症状，肛门体征亦符合患者主诉，故本例手术以根除内痔为主，主要采用内痔围绕结扎法，外痔区行以适当扩创处理。

（1）在痔核内注射麻药，可增强局部麻醉效果。因药液内含肾上腺素，故还可起到收缩血管的作用，以减少术中出血。同时，药液使痔核隆起，可以比较清楚显示痔核边界，以利于钳夹。

（2）术前对结扎部位的设计很重要，成功的设计既能最大限度地清除病灶，又能保留足够的皮桥、黏膜，既不影响肛门功能，又能减轻术后水肿、括约肌痉挛等引起的疼痛，从而使患者术后有更佳的舒适度。痔核的钳夹主要根据痔核黏膜的自然隆起为界，隆起最高处两侧凹陷的最低点为夹持处，以痔核被钳夹后，止血钳外无明显的黏膜隆起为参考。

（3）若痔核黏膜绵延不清时，更要针对主要病灶，即引发患者最主要症状的痔核进行处理。

十三、环状混合痔分离外切内扎术（一）

【操作步骤】手术操作如图 2-103～图 2-116。

【术后处理】每次排便后以中药熏洗液坐浴，栓剂纳肛每日 2 次，每次 1 粒塞入肛内。创面以红玉膏、生肌散换药至痊愈。

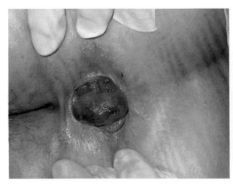
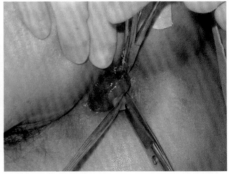

图 2-103　便血伴肛口有物脱出 20 年。肛门检查肛周一圈皮体垂突，肛镜下见内痔黏膜一圈相连，以后半圈隆突明显

图 2-104　在肛门后方痔核相连处寻找自然凹陷处，或黏膜最薄处，以 2 把止血钳并排钳夹

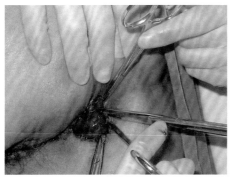

图 2-105 将两钳之间的黏膜予以剪开，分离左右相连的痔核

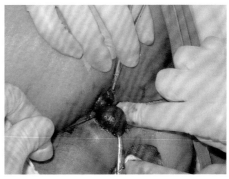

图 2-106 右侧痔核钳夹后，予以围绕结扎

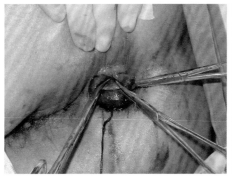

图 2-107 于 3 点位黏膜薄弱处分离左侧相连的痔核

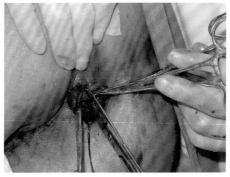

图 2-108 将两钳之间的黏膜剪开

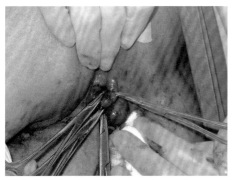

图 2-109 将分离后处于 5 点位的痔核行以钳夹

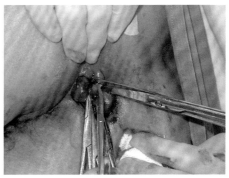

图 2-110 将钳夹处的痔核根部剪开

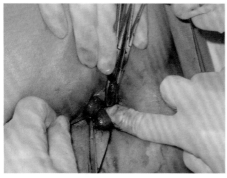

图 2-111　用丝线将 5 点位痔核行以围绕结扎

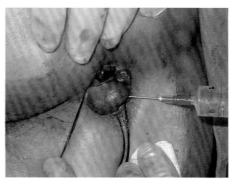

图 2-112　将痔核全部结扎后，在右侧痔核内注射消痔灵

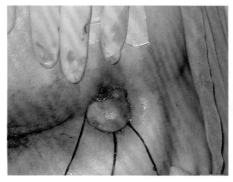

图 2-113　注入消痔灵后，痔体发白，内有淤血栓塞

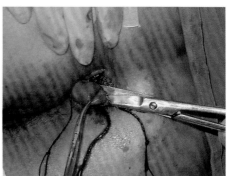

图 2-114　将结扎后的痔核依次剪去外 2/3

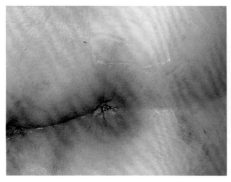

图 2-115　手术结束后肛门外观

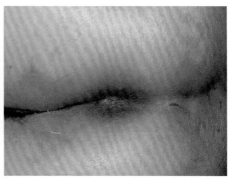

图 2-116　3 周后创面痊愈

【病例点评】本术式适用于多痔核丛生的混合痔。环状混合痔中多枚痔核相连，若一并结扎，黏膜损伤范围过大；结扎处根基大，容易造成血管闭塞不完全，痔核脱落期出血量大；若集簇结扎，排便时肛门扩张易致集簇结扎部位的黏膜裂开出血。为避免这些情况的发生，梁林江对于这类环形内痔，采用内痔分离结扎的方法。

环形内痔是痔病中较复杂的病种之一，在治疗上有一定的难度。本术式选择在连续内痔黏膜最薄弱处予以分离，再分别结扎被分离的痔核。这一简捷的分离，使复杂的环状痔核变成简单的单个痔核的结扎。此法结扎根基小，降低了脱落期大出血的发生率，痔核无复活可能性，远期疗效好。

十四、环状混合痔分离外切内扎术（二）

【操作步骤】手术操作如图 2-117～图 2-123。

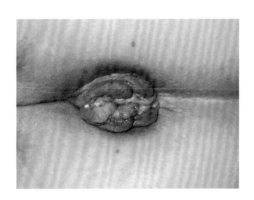

图 2-117 肛口有物突垂伴便血加重 5 年。肛门检查肛缘静脉曲张伴纤维化，内痔黏膜一圈相连，轻度外翻，痔面糜烂，充血色暗红。行环状混合痔分离外切内扎术，分离部位为 5 点位、6 点位、7 点位

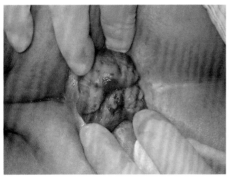

图 2-118 麻醉后，痔核外翻，内痔分界尚清楚

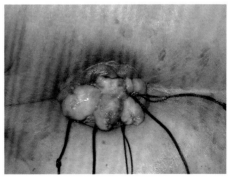

图 2-119 将 3 点位、5 点位、7 点位、9 点位、11 点位痔核分别予以结扎，并在痔核内注射消痔灵，起到栓塞血管的作用，可减少出血

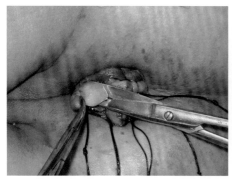
图 2-120　将结扎后的痔核分别予以剪除

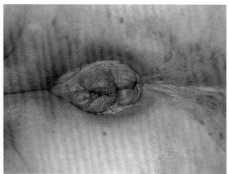
图 2-121　将内痔残余部回纳后的肛门外观

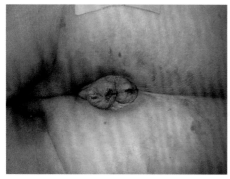
图 2-122　将外痔区高凸明显处予以剪除

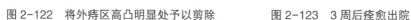

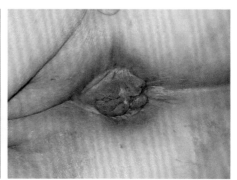
图 2-123　3 周后痊愈出院

【术后处理】每次排便后以中药熏洗液坐浴，栓剂纳肛每日 2 次，每次 1 粒塞入肛内，每周进行肛指检查 1 次。创面以红玉膏、生肌散换药至痊愈。

【病例点评】本式式适用于多枚痔核相连，外痔区皮赘增生的环状混合痔。本病例环状混合痔，痔核多，部分痔核融合为一体，部分痔核分界尚清楚。虽然痔核较多，但仍应将痔核一并处理，否则术后水肿发生率高，远期疗效不佳，给患者造成痛苦。术中在痔核内注射消痔灵，可以起到栓塞血管的作用，减少术中出血。术中对相连的内痔行分离结扎，皮赘性外痔区一般都无需过度修剪，即使留下一部分，日后一般也不会有明显不适，有少数患者诉肛口有夹持物不适感，如症状十分明显，再考虑进一步手术治疗。

十五、环状混合痔（分次手术）

【操作步骤】手术操作如图 2-124～图 2-126。

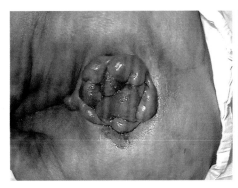

图 2-124 痔核全部外翻，内、外痔区均有水肿

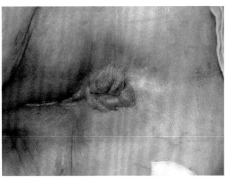

图 2-125 首次手术将 7～10 点位混合痔行以外切内扎处理。2 周后原手术创面范围缩小，行二次手术

【病例点评】长期以来都认为痔是便秘引起的，反之，痔也可以引发便秘。临床经常有患者诉"大便被痔疮堵住了"，他们认为只要把痔治疗好，排便就通畅了。本例患者有长期排便困难史，首次手术后排便仍然费力，二次手术后排便情况好转。1990 年 11 月全国"便秘诊疗标准研讨会"把便秘的病因分为 6 类 27 条，其中有一个病因就是痔裂引起的肛管出口处梗阻。临床上确实有些便秘的患者通过治疗肛门

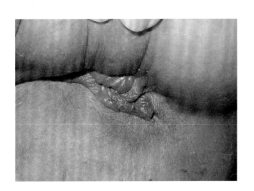

图 2-126 2 周后原手术创面范围缩小，行二次手术，将 1 点位、3 点位、5 点位、11 点位痔核予以外切内扎处理。二次术后 18 日，创面痊愈，患者出院

疾病，便秘得到了缓解，但术前仍应对患者充分告知，以免术后仍有排便不畅，造成患者对疗效不满。

本例为多痔核相连，根基广的环状混合痔。严重的环状混合痔，一次性手术创面多，瘢痕收缩后易导致肛门狭窄；创伤大，术后疼痛，出血明显。分次手术可以防止和减少术后并发症，避免肛门功能受到影响。尤其对合并高血压、心脏病的患者，分次手术可提高治疗的安全性。术后行常规换药处理直至痊愈。

十六、环状混合痔嵌顿

病例 1 病例情况如图 2-127。

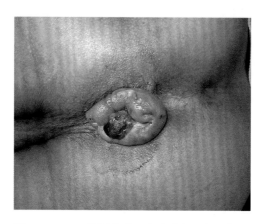

图 2-127 环状混合痔，内痔嵌顿，部分坏死

环状混合痔嵌顿，内痔脱出嵌顿，部分坏死，外痔一圈水肿伴血栓。手术先将嵌顿之内痔部结扎切除，再将外痔区行分段剥离切除。内痔结扎切除后，可向相应的外痔区做放射状切口，剥离静脉丛。5点位外痔区痔体较大，仍以静脉丛剥离为主，再适当修剪创缘皮瓣，这样可以尽可能少地损伤肛管皮肤。

病例 2 病例情况如图 2-128。

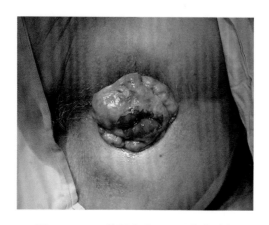

图 2-128 环状混合痔，环形内痔脱出

　　患者入院 2 次，首次入院后发现窦性心动过缓，遂转心内科安装心脏起搏器。再次入院拟行手术治疗，麻醉后痔核外翻如图 2-128 所示。因内痔一圈相连，伴有直肠黏膜下移，该类痔核须一次性处理，否则残余部术后肿痛剧烈。但由于痔核根基深而广，术后创面过多，术后脱落期大出血可能性大，恐患者不能耐受。鉴于患者术前症状以脱出为主，可用手回纳，无明显便血及其他不适，患者亦倾向于保守治疗。综合各方面因素，取消手术，继续保守治疗。本例提示对老年患者手术要考虑其机体对创伤的耐受性。

　　现在对常规手术有风险的患者，可以采用注射术或套扎术这类更微创的方法进行治疗，以解除症状、缓解患者痛苦为治疗目的。

　　病例 3　病例情况如图 2-129。

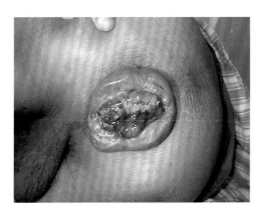

图 2-129　环状混合痔，内痔一圈脱出，外痔
　　　　　一圈肿胀

　　环状混合痔嵌顿，内痔一圈脱出肿胀，部分黏膜糜烂坏死，因局部循环不畅，导致外痔一圈水肿胀痛。本例手术以处理内痔为主，内痔结扎切除后，病灶即可回缩。内痔部可采用分离结扎的方法，在 1 点位、3 点位、6 点位、9 点位予以分离，将内痔部分成四段分别结扎。然后在内痔结扎点的相应外痔区做放射状切口，剥离部分曲张静脉丛，修剪创缘皮瓣使之对合平整。本病例提示内痔结扎切除后肛管压力减轻，外痔水肿可自行缓解。术中若力求肛门局部平整而剪除过多皮体，术后水肿消退后会出现创面过大、肛管皮肤缺损的不良后果，故保留部分皮体是必需的。术后 2 周肛指扩肛以防肛管狭窄。

病例4 病例情况如图 2-130。

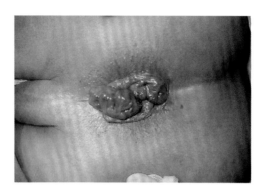

图 2-130 混合痔嵌顿，内痔脱出

混合痔嵌顿，以内痔脱出为主要体征。手术主要处理右前及左后内痔，行以高位围绕结扎切除术。因痔核较独立，部位错开，一次手术不致造成肛门皮肤缺损过多。将内痔结扎后，相应外痔区各做一引流口，创缘修剪平整后，就能达到比较满意的治疗效果。

病例5 病例情况如图 2-131。

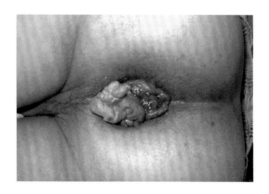

图 2-131 皮赘性环状混合痔

环状混合痔，前半圈以结缔组织性外痔为主，后半圈以内痔黏膜隆突脱出为主。手术处理先做内痔，再切外痔。内痔需分离结扎，外痔切除不可随意，切除前亦当仔细斟酌，拿捏分寸，保留好肛门皮肤。尤其是女性前阴与肛门之间距离很近，中间会阴区的皮肤需要得到很好的保护，在切除肛门前中皮赘时更要注意修剪范围，以免会阴部皮肤缺损过多影响局部精细感觉。

病例6　病例情况如图2-132，图2-133。

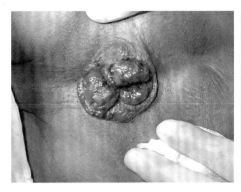
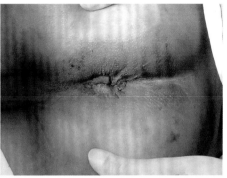

图2-132　术前　　　　　　　　　　图2-133　术后

　　该患者以便后肛口有物脱出为主要症状，脱出物需手回纳，回纳后肛门外观无明显异常。本例治疗主要在于3点位、7点位、11点位内痔部的处理，将内痔分别结扎后，肛门外观可接近正常，术后症状亦可缓解。外痔区可将3～5点位隆突较明显的静脉团行以剥离切除，再于右后方做延长减压创口，以利术后引流。

病例7　病例情况如图2-134，图2-135。

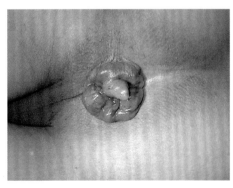

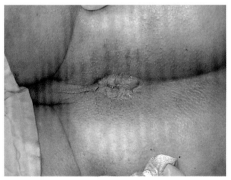

图2-134　术前　　　　　　　　　　图2-135　术后

　　本例外痔区以静脉曲张为主，内痔黏膜外翻。治疗宜先将内痔分别结扎，再进行外痔区的修剪。结扎1点位痔核时将肛乳头肥大一并结扎摘除。肛门手术后的创面愈合时间为3周左右，术后第4～10日为疼痛高峰期，10

日后疼痛逐渐缓解。结扎线脱落在术后 1～2 周之间，脱落期便血量可增加，大出血多发生在该时间段，故在此期间避免大便努责，换药时手法宜轻柔。

病例 8 病例情况如图 2-136，图 2-137。

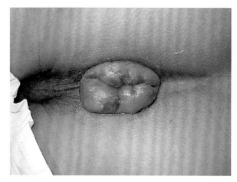 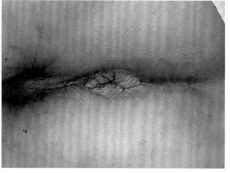

图 2-136　术前　　　　　　　　　　图 2-137　术后

本例以外痔区的肿胀疼痛为主症，内痔区不明显。有人称之为"隐痔"，治疗以外痔区的剥离切除为主，由于肿胀的痔体大，直接剥离切除会造成创面过大，故操作上仍采用内痔结扎切除的方法，将齿线附近痔核予以钳夹，在钳下剪至齿线上约 0.5 cm，将内痔部分结扎，部分外痔切除，再剥离外痔下的静脉团及血栓。左半圈呈半环状隆起，可于 3 点位处做减压切口，再向前后剥离。创缘皮肤不可切除过多，以术后两侧皮瓣能对合为度。术后将残余部分全部回纳，可减少术后创缘的水肿，使术后疼痛减轻。

病例 9 病例情况如图 2-138，图 2-139。

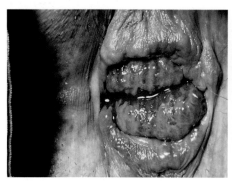 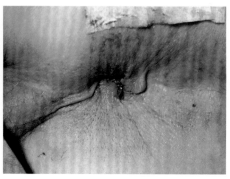

图 2-138　术前　　　　　　　　　　图 2-139　术后

　　本例以环形内痔为主要病灶，每次便后脱出、便血，虽然肛缘两侧的静脉曲张亦较明显，但这主要是因为内痔脱出后的影响，从术后照片可以推测，内痔未脱出的情况下肛门外观是很平整的。这类病灶以结扎内痔为主，可以采用"内痔多根基"结扎法（详见"七、嵌顿性混合痔外切内扎术"）分别处理两侧痔核。钳夹痔核根部时，要以手指伸入肛内感受黏膜牵拉情况，若感到有狭窄感，应退出一部分黏膜，直到手指能够顺利通过肛管，才是最佳的钳夹位置。这类大痔核的病例，往往会引导术者尽力去切除病灶，而忽略了可能会造成肛管狭窄的危险因素。

　　病例 10　病例情况如图 2-140，图 2-141。

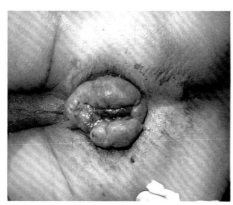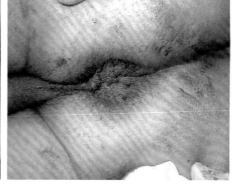

图 2-140　术前　　　　　　　　　　　　图 2-141　术后

　　该患者以肛口有物肿痛剧烈为主诉，行坐不利，伴有便血。局部以外痔肿胀明显，内痔嵌顿为体征，可以看到内痔部已有轻度的坏死。治疗须顾及内、外两部分。一般先处理内痔，行常规结扎。这时的内痔质脆，钳夹时动作宜轻柔，不可猛力牵拉，以免撕裂后出血过多。外痔部皮色略显紫暗，为淤滞血栓所致，将血栓剥离后肿胀即可消除，再将皮瓣修剪平整后，回纳入肛内。

　　病例 11　病例情况如图 2-142，图 2-143。

　　患者以肛口有物肿痛为主诉，伴有便血，出血呈喷射状。肛门检查见内痔部一圈相连，脱出肿胀，黏膜表面部分坏死和糜烂。因内痔的脱出肿胀影响局部循环，使外痔区有轻度的水肿。治疗以内痔的分离结扎为关键。可在

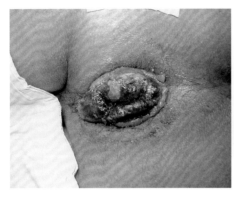

图 2-142　术前

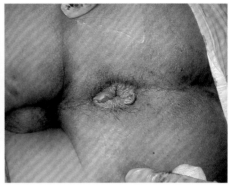

图 2-143　术后

1 点位、5 点位、7 点位、11 点位做分离，将环状内痔分离成四段予以结扎。因痔核已出现坏死，组织变脆，操作时动作要轻柔，分界要清晰准确。外痔区在 3 点位做放射状引流切口，其他创缘也予修剪平整。

病例 12　病例情况如图 2-144，图 2-145。

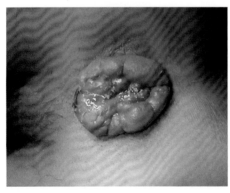

图 2-144　术前

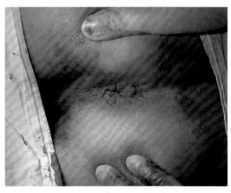

图 2-145　术后

　　本例痔核多，但痔核间分界尚清楚，每个痔体不是很大，这样将所有痔核一次性全部结扎切除后，黏膜不致损伤太多，创面间仍有黏膜保留。虽然因结扎点多，术后肛口坠胀感较明显，当痔核脱落后，这一症状即可解除。在术后 2 周左右，将示指伸入肛内做扩肛，可预防直肠下端及肛管狭窄。另外，术后保持正常通便，粪便宜质软成形，这一生理性扩肛可避免创面粘连。

病例 13　病例情况如图 2-146，图 2-147。

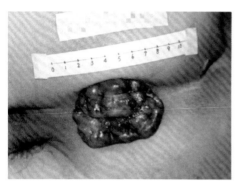
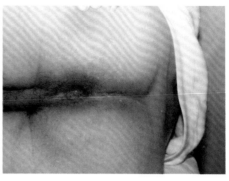

图 2-146　术前　　　　　　　　　图 2-147　术后

本病例在外院住院行抗感染治疗 2 周，嵌顿痔核无回缩，胀痛剧烈，遂至本科行环状混合痔分段分离外切内扎术治疗，术后 3 周痊愈出院。此类病例虽然痔核一圈相连，肿痛明显，但并非细菌感染造成，而是由于痔核受机械摩擦、淤血凝滞、血行受阻引起，所以抗感染治疗并不能缓解肿胀程度。只有通过手术及时缓解局部循环障碍，才能真正达到消肿止痛、消除病灶的目的。另外，术中尽量一次性处理所有痔核，若分次手术仍不能明显减轻痛苦及肿痛现象。术中应注意保留肛管皮桥及直肠下端黏膜桥，肛缘皮肤不可切除过多。只要处理得当，这类病例术后修复都较快，无后遗症产生。

十七、内痔套扎术

1. 适应证　具有脱出和出血症状的痔，包括Ⅰ、Ⅱ、Ⅲ度内痔及混合痔的内痔部分。

2. 禁忌证　① 有严重的心、肝、肾疾患及凝血功能障碍（包括正在进行抗凝治疗）。② 有盆腔放疗史。③ 严重免疫功能缺陷。④ 直肠及肛管有严重感染或炎性病变。⑤ 近期（3 个月内）有行硬化剂注射治疗史。

3. 治疗

（1）治疗体位：右侧卧位。

（2）操作步骤：① 肛门周围局麻，或者静麻配合局麻。② 充分润滑，若肛门放松不满意，可适度扩肛。③ 探查评估，包括痔核大小和分布等，确定套扎部位。④ 套扎部位首先选择病变最严重的部位进行治疗，一般在

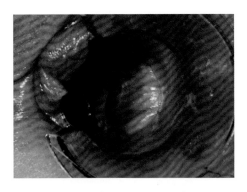

图 2-148　截石位 7 点位内痔隆突

齿状线以上 1～2 cm 处，位于痔核上极黏膜，套扎后胶圈应完全位于齿状线上方。如出现判断困难时，可通过吸入目标组织后放开负压，观察吸入黏膜的范围，确认获取满意套扎位置后激发胶圈，完成套扎。（图 2-148～图 150）

4. 注意事项　在同一平面或相邻部位多点套扎，易因张力过大而导致组织损伤、出血及胶圈滑脱等情况发生。《痔套扎治疗中国专家共识》（2015 版）中提到痔核套扎数目以每次 1～3 枚为宜，套扎形成的黏膜球直径以 0.8～1.0 cm 为理想。套扎部位过低会引发疼痛，或者便后脱出肛外引起水肿疼痛。

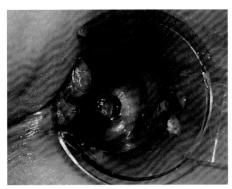

图 2-149　胶圈套扎痔核

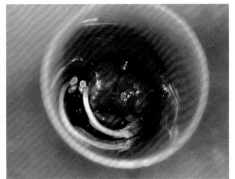

图 2-150　弹力线套扎术

十八、内痔注射术

内痔注射术是痔的器械疗法中的一种方式，注射液品种很多，本节介绍我们临床常用的芍倍注射液内痔注射术，操作过程参考《痔芍倍注射疗法临床应用指南》（2017 版）（后称指南）。

1. 适应证　① 各期内痔。② 静脉曲张型混合痔的内痔部分。③ 外痔切除后内痔补充治疗。

2. 禁忌证　① 纤维化明显的内痔。② 结缔组织外痔。③ 血栓性外痔。④ 肛管急性炎性期。⑤ 孕妇。⑥ 对本药品过敏者。⑦ 炎性肠病患者。⑧ 伴高血压、心、肝、肾等脏器严重疾病患者，病情稳定后再进行治疗。

3. 治疗

（1）治疗体位右侧卧位。

（2）麻醉局麻或静脉结合局麻。

（3）配置芍倍注射液稀释液。指南中有两种方法：① 采用 0.5% 利多卡因注射液和芍倍注射液做 1∶1 等体积稀释。② 用 0.9% 生理盐水和芍倍注射液做 1∶1 等体积稀释，该方法用于利多卡因过敏者、预激综合征、严重心传导阻滞患者。我们一般以 0.5% 利多卡因注射液 5 mL、注射用水 5 mL 及芍倍注射液 10 mL 进行配置。

（4）芍倍注射液的注射疗法：指南提出以"先小后大""见痔进针""回抽无血""缓慢给药""饱满为度"法则操作，注意顺序、部位和药量。先小后大，指先注射小的痔核，后注射大的痔核；见痔进针，指每个内痔核都要注药，不要遗漏；回抽无血，指给药前回抽注射器，确保针头未进入血管；缓慢给药，指推注药物时缓慢进行，避免引起内脏神经反射；饱满为度，指每个痔核的注药量以痔核充盈饱满、黏膜表面颜色由红色变为苍白，不能过量注药。

4. 注意事项

（1）芍倍注射液为中药复方制剂，为无色澄清液体，使用时应核对其有无变色、沉淀；出现异常或沉淀时，禁止使用。

（2）注射时局部应严格消毒，每次进针注射时都必须消毒痔核表面黏膜。

（3）避免注射药液过于表浅、过深或过于集中，禁止静脉内注射。

5. 运用体会　注射术是痔的治疗方法中最无创的操作，尤其是芍倍注射液的安全性更增加了临床医生的信心。老年人、不能停用抗凝药的、不能耐受手术的，以及没有休假时间的上班族等，是注射术的目标人群。另外，注射术，包括套扎术，更多临床应用价值在于与常规手术相结合，比如在结扎痔核上注射以减少出血，多个痔核的处理——结扎术配合注射术或套扎术，可以避免多个痔核结扎造成肛管狭窄，也降低了痔核脱落期大出血的风险。由于该类操作都在齿线以上区域，故患者术后疼痛感也有明显减轻。（图 2-151～图 2-153）

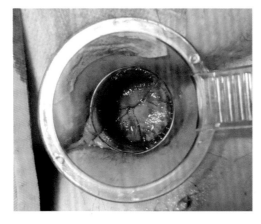

图 2-151　反复便血加重 10 日。肛镜下见内痔黏膜一圈隆突，色红伴部分糜烂，肛管被痔核充满。血常规检查 Hb 7.8 g/L。患者因对手术有顾虑，故予注射术治疗

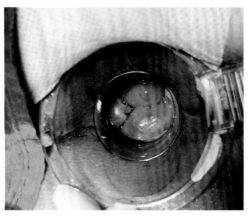

图 2-152　按指南操作步骤进行注射，每个痔核充盈饱满、黏膜表面颜色由红色变为粉红色

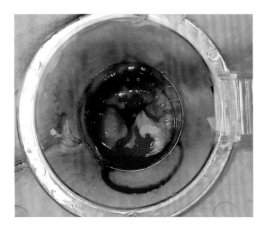

图 2-153　注射后局部轻柔按摩，药液均匀分散后，痔核已见萎缩，肛管中央出现空隙

（钟盛兰，耿润毅，吴斌，张伟，祝颖）

参 考 文 献

［1］ 乔敬华,何佳伟,周军惠.基于流行病学调查的农村社区居民痔病中医药防治对策探讨［J］.上海中医药杂志,2019,53（6）:4-19.

［2］ 王兆明,李竞.对痔瘘发病机制和治疗原则的初步探讨［J］.天津医药杂志,1963,（2）:124-126.

［3］ 陈云,邓仲端.痔发病机制的研究进展［J］.交通医学,1992,6（4）:284-286,276.

［4］ Parks AG. Haemorrhoids hosp［J］. Rep, 1995, 104: 135-156.

［5］ 夏祖宝,张东铭.痔区黏膜的组织学观察［J］.中国肛肠病杂志,1985,5（2）:3.

［6］ 张东铭,孟庆有,钱雨根,等.肛门部血管分布［J］.中国肛肠病杂志,1986,6（2）:3.

［7］ 冯大勇,王春晖,冯月宁,等.从细胞因子生物学角度探讨痔的发病机制［J］.中国医刊,2016,51（3）:28-30.

［8］ Steltzner F. Hemorrhoids and other diseases of the corpus cavernosum rectum recti and the anal canal［J］. Ger Med Mon, 1963, 88: 177-182.

［9］ 宫崎治男.日本人に於ける肛門部血管の形態学の研究（微細血管構築像を中心に）［J］.日本大腸肛門志,1976,29:15-29.

［10］ 王振军.肛垫的病理变化和痔的发病机制［A］.中国中西医结合学会大肠肛门病专业委员会.中西医结合大肠肛门病诊治新进展——理论与实践［C］.中国中西医结合学会大肠肛门病专业委员会,2006:4.

［11］ Thomson WH. The nature of haemorrhoids［J］. Br J Surg, 1975, 62 (7): 542-552.

［12］ Parnaud E, Guntz M, Bernard A, et al. Anatomie normale macroscopique et microscopique du réseau vasculaire hémorrhoidal［J］. Arch Fr Mal App Dig, 1976, 65(7): 501-514.

［13］ Haas PA, Fox TA Jr, Haas GP. The pathogenesis of hemorrhoids［J］. Dis Colon Rectum, 1984, 27(7): 442-450.

［14］ Zheng T, Ellinghaus D, Juzenas S, et al. Genome-wide analysis of 944 133 individuals provides insights into the etiology of haemorrhoidal disease［J］. Gut Published Online First, 2021.

［15］ Burkitt DP. Varicose veins, deep vein thrombosis, and haemorrhoids: epidemiology and suggested aetiology［J］. Br Med J, 1972, 2(5813): 556-561.

［16］ Johanson JF, Sonnenberg A. The prevalence of hemorrhoids and chronic constipation［J］. Gastroenterology, 1990, 98(2): 380-386.

［17］ Delcò F, Sonnenberg A. Associations between hemorrhoids and other diagnoses［J］. Dis Colon Rectum, 1998, 41(12): 1534-1541, discussion 1541-1542.

［18］ 胡佐鸿.从达尔文医学看肛肠病与上唇系带的相关性［J］.医学与哲学,2014,35（12）:88-90.

［19］ 王振军.内痔的病理形态改变特征及其意义［J］.中华外科杂志,2006,43（3）:177.

［20］ 陈文平,林婉林,马巧玲,等.痔病BPECT分期方法的建立及应用初探［J］.结直肠肛门外科,2021,27（5）:488-492.

［21］赵永昌,刘姣姣,吴潇烁,等.内痔与混合痔"四因素"评估方案的建立及临床应用价值的探讨［J］.结直肠肛门外科,2021,27(2):152-155.

［22］中国中西医结合学会大肠肛门疾病专业委员会.痔芍倍注射疗法临床应用指南(2017版)［J］.中华胃肠外科杂志,2017,20(12):1434-1436.

［23］中国中西医结合大肠肛门病专业委员会痔套扎治疗专家组.痔套扎治疗中国专家共识(2015版)［J］.中华胃肠外科杂志,2015,18(12):1183-1185.

肛　瘘

第一节　概　述

肛门直肠瘘是指直肠或肛管因病理原因形成的与肛门周围皮肤相通的一种异常管道，简称肛瘘。我国是认识"瘘"最早的国家，《山海经·中山经》中"苍文赤尾，食者不痈，可以为瘘"首次明确提出肛瘘的病名，中医称之为"肛漏"。肛瘘一般由原发性内口、管道和继发性外口组成，单发管道的内口多为一个，多发管道的内口可以是一个或者多个，多数位于肛窦内；外口为继发，在肛门周围皮肤上，可以一个或多个。其发病率约为（1～2）/10 000 人，但这可能低于实际发病率，很多患者因为个人隐私而拒绝就诊。男女发病比例约为 2：1，甚至更高，发病的高峰年龄在 40 岁左右。

一、病因病理

（一）病因

肛瘘根据发病原因分为腺源性和非腺源性，前者是由肛腺感染所引起的病理性管道，后者一般因结核、克罗恩病、外伤或者肿瘤破溃继发感染所形成。临床上以腺源性肛瘘发病为主，所以本章内容均围绕该类型肛瘘展开。

18 世纪 60 年代，肛瘘和脓肿被认为源自肛裂和肛管擦伤引起的感染，感染可以穿越肛管或者直肠形成肛瘘或者肛门直肠瘘。1880 年，法国解剖学家 Herrmann 和 Desfosses 发现肛腺的存在，并认为肛腺感染可能是肛瘘的一个病因。1948 年 Dunphy 再次提出肛瘘是由肛腺感染引起，并强调瘘管完整切除的重要性。1958 年，Eisenhammer 在前人的研究基础上跨越了一大步，提出大多数肛瘘和脓肿是因为内、外括约肌之间的肛腺感染所引起的，并指出大多数肛瘘手术治疗应该选择肛内入路的方式。直到 1961 年 Parks 提出了目前比较公认的理念，他认为肛腺是感染入侵门户，感染源经肛腺导管进入括约肌间隙，形成括约肌间原发脓肿，并在括约肌间隙沿着阻力最小的方向蔓延传播。肛周脓肿与肛瘘分别属于肛门周围间隙化脓性感染的两个病理阶段，急性期为肛周脓肿，慢性期为肛瘘。肛周脓肿自行破溃或切开排脓后，脓腔壁结缔组织增生，脓腔逐渐缩小直至形成条索状管道，即为肛瘘。

中医学将肛瘘的病因归纳为肛痈溃后、外感六淫、饮食不节、内伤七情、痔久不愈、肛周气血运行不足等几个方面。

（二）病理

肛瘘管壁内层由非特异性炎性肉芽组织构成，外层有大量纤维组织，急性感染时有较多的白细胞浸润。由于粪便可以进入管道内，以致瘘管组织有多核异物巨细胞和单核细胞出现，或有嗜酸性细胞浸润。结核性肛瘘，镜下可见到由类上皮细胞、淋巴细胞和郎罕巨细胞组成的结核性肉芽组织，甚至是干酪样坏死。临床上尚有病理回报为异物性肉芽肿，要与结核性肛瘘相鉴别。在异物性肉芽肿中，异物性多核巨细胞的内外，多可见异物存在，单核细胞散在，不单独组成结节状，不出现干酪样坏死（图3-1，图3-2）。

肛瘘难以自愈的原因，有以下几个方面。

（1）肛门直肠周围脓肿自行破溃或经切开排脓后，病灶原发内口仍然存在，肠内容物可由内口继续进入管道。

（2）因肠腔中各种排泄物不断进入瘘管，管道局部形成慢性炎症，间或继发感染，使管壁结缔组织进一步纤维化，管壁变厚变硬，难以闭合。

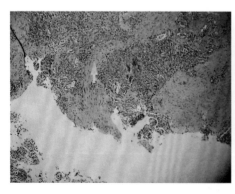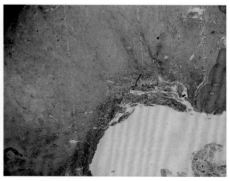

图3-1 肛瘘管壁组织病理切片，见炎性肉芽组织伴异物巨细胞反应（HE染色×40）

图3-2 肛瘘管壁组织病理切片，见炎性肉芽组织（HE染色×40）

（3）局部炎症刺激可引起肛门括约肌痉挛，阻碍了管腔中脓液的引流，影响瘘管自行闭合。

（4）病灶反复感染并沿括约肌间隙蔓延，继发支管感染，侵犯范围扩大，形成复杂性肛瘘。

在某些诱因下，肛瘘可转入急性期，如劳累、腹泻、久坐、局部受伤、饮食不洁等，或者食用韭菜、海鲜、生腥、辣物等而引起复发。

二、临床分类

国内外肛瘘的分类方法多达 20 余种，我国古代医家多根据瘘管的部位、形态、特征等进行分类，国外多依据瘘管分布的解剖层面进行分类。随着对肛门解剖层面研究的不断深入，以及对肛门肌肉及功能保护意识的增强，肛瘘分类法更多倾向于根据瘘管与括约肌关系的分类。当然有些分类名称因为临床的适用性仍然保留下来，如 Milligan-Morgan 5 类法中提到的皮下瘘、黏膜下瘘，Bacon 3 类法中提到的并发症肛瘘，以及内外口分类法中只有内口或只有外口的瘘管，前者为内盲瘘，后者称为外盲瘘（图 3-3）。

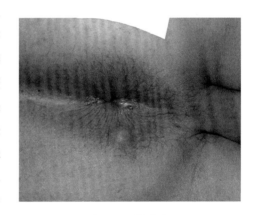

图 3-3 外盲瘘

（一）Parks 分类法

Parks 认为任何瘘管的解剖学分类系统都必须基于瘘管与括约肌之间的关系，因为目前的治疗涉及的这些结构对于维持直肠自制至关重要，虽然内、外括约肌都参与了这一机制，但在治疗瘘管时更重要的是外括约肌和耻骨直肠肌。因此，以下分类中的"括约肌"均指外括约肌（图 3-4）。

（1）括约肌间瘘多为低位肛瘘，最常见，约占 70%，由肛门周围脓肿发展而来。管道只穿过内括约肌进入括约肌间隙，外口常只有一个，距肛缘 3～5 cm。少数瘘管沿括约肌间隙向上延伸，在直肠环肌和纵肌之间形成盲端或穿入直肠形成高位括约肌间肛瘘（图 3-4 1 型）。

（2）经括约肌肛瘘见于低位或高位肛瘘，约占 23%，为坐骨直肠窝脓肿

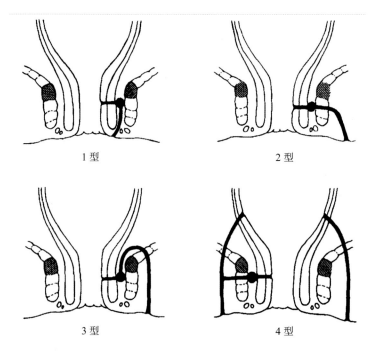

图 3-4　肛瘘 Parks 分类法

继发而来。瘘管穿过内括约肌、外括约肌进入坐骨直肠窝，部分经括约肌肛瘘可伴有高位延伸，分支瘘管可向上蔓延至坐骨直肠窝顶端，甚至穿越肛提肌进入盆腔（图 3-4 2 型）。

（3）括约肌上瘘多见于高位肛瘘，较少见，约占 5%。瘘管沿着括约肌间隙向上超越耻骨直肠肌，然后向下穿过肛提肌至坐骨直肠窝而穿透皮肤。由于瘘管经过肛管直肠环，手术不当易影响肛门功能，故治疗较为困难。（图 3-4 3 型）

（4）括约肌外肛瘘最少见，约占 2%，多为医源性损伤所致，瘘管穿过坐骨直肠窝和肛提肌直接与直肠相通，完全位于括约肌复合体之外。手术治疗难度非常大，但因为发病率极低，所以临床非常少见。（图 3-4 4 型）

（二）国内分类法

国内分类法 2002 年由中华中医药学会肛肠分会制定（图 3-5）。

1. 低位肛瘘

（1）低位单纯性肛瘘内口在肛窦，仅有 1 个瘘管通过外括约肌深部以下，1 个外口。

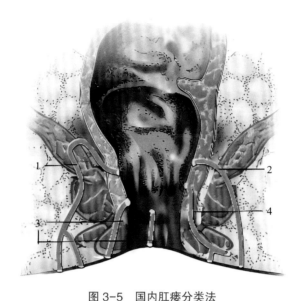

图 3-5　国内肛瘘分类法

1.高位复杂性肛瘘　2.高位单纯性肛瘘　3.低位单纯性肛瘘　4.低位复杂性肛瘘

（2）低位复杂性肛瘘有 2 个以上外口和瘘管与内口相通，管道在外括约肌深部以下。内口 1 个或多个，在肛窦，包括多发性瘘（图 3-6）。

2. 高位肛瘘

（1）高位单纯性肛瘘内口在肛窦，仅有 1 个瘘管，延伸至外括约肌深部以上，可侵犯耻骨直肠、肛提肌及以上。

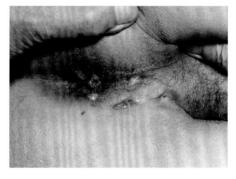

图 3-6　复杂性肛瘘（多个外口）

（2）高位复杂性肛瘘有 2 个以上外口和瘘管与内口相连，并有支管和空腔存在，主管通过外括约肌深部以上，侵犯耻骨直肠肌、肛提肌及以上。

《肛周脓肿、肛瘘、直肠阴道瘘临床诊治指南 2022》提到，复杂性肛瘘包括累及 30% 以上外括约肌的经括约肌肛瘘、括约肌上肛瘘、括约肌外肛瘘或马蹄形肛瘘，以及与炎性肠病、放疗、恶性肿瘤、既往大便失禁和慢性腹泻相关的肛瘘。复发或有分支瘘管同样认为是复杂性肛瘘。鉴于女性前侧括约肌复合体较为薄弱，女性前侧肛瘘也视为复杂性肛瘘。单纯性肛瘘通常包括括约肌间肛瘘和涉及不到 30% 外括约肌的低位经括约肌肛瘘。

三、诊断

（一）临床表现

肛瘘病程可长可短，临床表现以局部症状为主，继发急性感染时，局部症状可加重，还伴有发热等全身症状。也有部分患者虽然有管道存在，但无明显症状，他们甚至感觉不到疾病的存在。肛瘘的临床症状主要有以下表现。

1. 流脓溢液　这是肛瘘的主要症状。新生成的瘘管或急性炎症期时，脓液较多，脓稠味臭，以后逐渐减少，时有时无，质稀薄。如因局部引流不畅，再次形成脓肿，则又可出现溢脓。结核性肛瘘，脓液多而清稀，呈米泔水样，可有干酪样坏死物。

2. 疼痛　若管道外口闭合，或引流不畅导致脓液积聚时，可出现局部的胀痛或跳痛。若内口较大，粪便进入管道，排便时疼痛可加剧。也有的患者出现肛门坠痛，或腰骶部酸痛。

3. 瘙痒　由于瘘管外口或肛内经常有分泌物外溢，肛周皮肤长时间处在潮湿状态，患者为清洁肛门或缓解不适会过度清洗肛门。二者皆会导致肛门瘙痒，造成肛门湿疹。

4. 排便感觉异常　当肛瘘处在炎性期，内口及齿线部受到炎性分泌物刺激，或者管道内脓液郁积压迫肛管，都会造成频繁的便意感。另可见排便不畅者，临床较少见，多发生于病程长久的复杂性肛瘘或马蹄形肛瘘，因肛门括约肌和肛管直肠环在慢性炎症浸润下进一步纤维化，影响肛门肌肉的舒缩功能，从而引起排便不畅。

5. 全身症状　肛瘘一般无全身症状，只有当肛瘘继发感染时，可有不同程度的全身症状。病程长且经常有分泌液的复杂性肛瘘、结核性肛瘘，可出现身体消瘦、贫血等。

（二）诊断要点

1. 确定内口　内口一般都在肛管高压区，即齿线附近。肛门触诊，由外口开始沿条索状硬结延伸至肛内，多可触及凹陷或小硬结，即为相对应的内口。也有部分肛瘘的内口难以触及，尤其是病程很长的高位复杂性肛瘘，内口周围组织及管道纤维化严重，造成内口封闭，或者肌肉大范围硬化，导

致无明显结节感。由索罗门定律
（Goodsall），可以根据外口的位置
判断肛瘘管道走向及内口定位（图
3-7）。该定律内容包括：

（1）外口在横线前方，距肛缘
5 cm以内，其内口多在横线前部齿
线处相同点位，与外口呈放射状相
对应。

（2）如外口距肛缘5 cm以外或
在横线后方，内口常在肛门后方正
中齿状线处，其管道多向后弯曲。

（3）若左右两侧都有外口，且

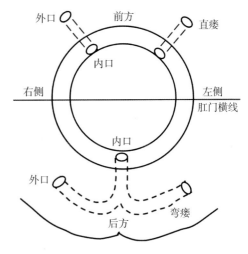

图3-7 索罗门定律（Goodsall）

均在横线之前，多数为左右两侧各有一个相应的内口，呈两条放射状对应的
瘘管。

（4）左右两侧同时有外口在横线后方时，两侧瘘管往往通入同一个内
口，多位于肛内后正中齿线附近。

有学者研究认为，该规律对外口在肛门横线后方的完全性肌下肛瘘走行
预测较准确，但预测外口在横线前方的管道走向不够准确。这个定律概括了
大多数肛瘘内、外之间的关系及管道走向的规律，但在临床中存在很多变
化。如在临床上多见外口在横线之后，距肛门不超过5 cm者，其管道直行，
内口可与外口相对应，管道有深有浅，见于括约肌间瘘或高位括约肌间瘘。
外口在横线前方，距肛门小于5 cm，管道弯行，外口与内口并不对应。所
以，临床上使用该定律时应紧密结合相关检查。

2. 探查管道走向 探针检查是最常用、最简单的方法。根据管道走向，
可选取不同的探针进行探查。如管道弯曲，可选取弯钩探针或将探针弯曲后
探查；如有多个外口，可从各个外口分别探入，探针之间如有触碰，则说明
管道有分支存在且互通。检查中注意动作宜轻柔，不可强行穿透，以免造成
假内口或假道及其他损伤。

X线造影、CT、磁共振等，对明确管道走向有一定的临床价值（图3-8）。
但有的分支管道闭塞，造影剂不能进入支管，造成管道显示不全；或内口封
闭，造影剂未在直肠内显影，影响内口定位。磁共振作为肛瘘诊断的金标

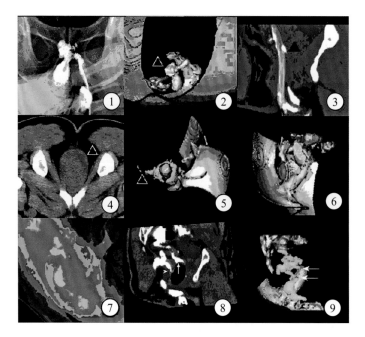

图 3-8　CT 三维成像

1、2. 马蹄形脓肿　3. 显示肛瘘内口位置　4、5. 环形括约肌内脓肿　6. 三维重建后的两条瘘管
7～9. 复杂性肛瘘伴脓肿

准，可以识别瘘管或脓腔的走行以及内口的位置。有研究表明，术前行磁共振检查可降低 45% 复发率以及 75% 再复发率。

术中探查是一种最直接、最有效的检查，能够弥补术前各种检查的遗漏，一般在术前从外口注入双氧水或亚甲蓝以明确内口位置及管道走向。术中还要仔细观察管道组织的变化，如见有腐肉存在或组织色暗的地方，都应留意小心探查，以免遗留管道引起术后复发。

3. 肛管直肠环的硬化程度　管道是否累及肛管直肠环是高位肛瘘的重要诊断依据。低位肛瘘因病变位置低，肛管直肠环未受到侵犯，通常软而富有弹性。高位肛瘘病变常波及肛管直肠环及以上组织，肛管直肠环在长期炎症刺激下，发生纤维化，或与周围组织发生粘连，逐渐变硬失去弹性，硬化程度高的坚硬如石，以肛门后半圈较明显。一般触及肛管直肠环硬化的病例，病程多在 5 年以上。也有的初次发病即有肛管直肠环硬化，这类病例多由高位肌间脓肿、骨盆直肠间隙脓肿发展而来，脓腔内呈持续慢性炎症状态。由于脓肿位置高，肛门局部疼痛不明显。追问病史，患者以往多无明显不适，直至管道再次处在急性炎症期时，患者才因肛门不适就诊。

4. 不能忽视全身状况的评估　如合并有糖尿病、肝肾功能不全、白血病等，需做相应检查，掌握病情状况并做出全面诊断，再考虑手术治疗方案。

四、治疗

（一）肛瘘手术治疗概述

肛瘘一旦形成，自愈的可能性非常小，一般都要经过手术才能根治，保守治疗只能暂时缓解症状。目前临床上治疗肛瘘的手术方法主要分为切开术、切除术、挂线术和括约肌保留术，最终目标都是开放管道，去除内口。

1. 肛瘘切开术 / 切除术　肛瘘切开术是把形成的瘘管完全切开后再去除管壁上的坏死组织，而肛瘘切除术是把瘘管全部切除，保留机体健康组织。创面二期愈合，是目前治疗低位黏膜下瘘管或仅累及部分括约肌复合体（小于30%）的低位肛瘘最有效的治疗方法，复发率也非常低（0～2%）。但它潜在的风险就是肛门失禁，所以对于前侧瘘管（尤其是女性）、炎症性肠病以及既往有盆腔放疗病史的患者应特别注意。

2. 挂线术　该术式是将丝线穿过瘘管后，两端打结形成一个连续的环，起到开放或切开管道的作用。挂线疗法主要用于肛门失禁风险高、高位肛瘘（累及括约肌 30% 以上）或者经括约肌类型的肛瘘患者。挂线分为虚挂和实挂，虚挂主要运用于复杂性肛瘘的第一步治疗，以引流作用为主，促进深部窦道渗液、脓腔脓液排出，部分可自行闭合，缩小病灶范围，为第二步的瘘管根治手术创造条件；实挂一般用于经括约肌肛瘘的治疗，它需要通过定期收紧丝线达到钝性切割管道的目的，使管道一边切割一边愈合，防止肛门失禁的发生。

3. 括约肌保留术

（1）纤维蛋白胶封堵术：该术式是将纤维蛋白原、凝血酶以及骨钙素的混合物注射至瘘管，药物在瘘管内首先诱导血栓的形成，然后促进胶原纤维和健康组织的生长，达到治愈瘘管的目的。该方法操作简易，一般不需要进一步干预，对于低位单纯性肛瘘可以尝试使用。但文献报道该方法的治愈率为 31%～85%，差异性较大，临床使用时应同患者沟通清楚。

（2）肛瘘栓封堵术：肛瘘栓是一种胶原絮状物，将其插入瘘管并固定在内口处达到闭合瘘管的方法。同纤维蛋白胶一样，虽然不影响患者的肛门功能，但文献报道该方法的治愈率差异性较大，在 24%～92% 之间。

（3）直肠黏膜瓣推移术：直肠黏膜瓣推移术是在瘘管的内口处将黏膜进行部分或者全层的剥离，然后将正常黏膜向前推移覆盖内口的一种技术，无张力缝合是该手术成功的要点，所以该手术方式的成功率和手术医生的经验密切相关。该方法和肛瘘栓的成功率相似，但存在更多的并发症风险。据报道多次的直肠黏膜瓣推移手术治疗复发性肛瘘的成功率与第一次的皮瓣手术一致。

（4）括约肌间瘘管结扎术：该术式是一种括约肌保留术，是从括约肌间入路暴露瘘管，然后将其结扎切除的一种方法。该术式由泰国 Rojanasakul 教授 2007 年提出，最初报道有 94% 的成功率，并且没有肛门失禁的发生。但在后续研究中发现，在 20 周的中期随访中，成功率仅为 57%。该手术方式医疗成本低，易于学习，并且保留了肛门括约肌，即使手术失败也不会为别的手术方法带来太多困扰。

（5）经肛括约肌间切开术：Garg 教授认为几乎所有的复杂性肛瘘在括约肌间都有延伸部分，所以括约肌间隙的感染在其发病机制中起重要作用。而肌间隙的感染就像是一个密闭空间的脓肿，需要被充分引流，并保持开放的状态，瘘管才能正常愈合。在此理论基础上，Garg 教授于 2017 年首次提出了经肛括约肌间切开术，该技术主要通过经肛内切开括约肌间隙来完成，是一种简单的、新的括约肌保留术式。

经肛括约肌间切开术首次提出时其治疗复杂性肛瘘的总体成功率是 90.4%，后为进一步证明其有效性，Garg 教授又通过 325 个高位复杂性肛瘘患者的长期随访研究，发现其总体成功率仍高达 87.6%；并且该技术没有损伤外括约肌，所以几乎没有大便失禁的风险。故 Garg 教授认为经肛括约肌间切开术可以非常安全高效地用于高位复杂性肛瘘的治疗。

（6）视频辅助下肛瘘切除术：一种用于治疗复杂性肛瘘的新技术，该技术有两个不同的模式——诊断模式和手术模式。诊断模式用于寻找内口，通过肛瘘外口插入瘘管镜来探查内口具体位置，并予以标记；手术模式是通过瘘管镜上的单极电极对瘘管壁进行破坏并予以清除，然后关闭内口。该技术具有无创、内口位置明确等优点。但因为设备昂贵，目前普及率不高。

（7）干细胞疗法：将脂肪来源的异体间充质干细胞直接注射到瘘管中的

一种方法。研究显示，使用该方法瘘管闭合率为 30%，但该方法处于初始研究阶段，我们期待有更加成熟可靠的研究结论。

在这里，我们不由得会产生一个思考，既然已经有了有效率达到 90% 以上的手术方式，为什么还要不断去尝试治愈率更低的术式？其原因就在于，我们希望更好地保护肛门功能，使患者创伤更小、痛苦更少。在外科微创化、快速康复理念的指导下，还会产生更多的新技术、新方法，如何选择，将是肛肠科医生在肛瘘治疗理念及技术上是否成熟的一种考验。

（二）梁林江肛瘘诊疗经验

1. 诊断经验

（1）判断管道走向方法：外口高突，结缔增生者，其病程多长而反复；外口凹陷者，多病基内引，深而错杂；外口近肛门者，外象显易，而内有乾坤，管道亦可盘根错节，不可小觑。外口在肛门后半圈者，内口多在后中肛内；在前半圈者，内口位置多同于外口。有多个外口者，要判断管道独生或互通，尤其肛门两侧均有外口者，要考虑马蹄形肛瘘的可能。

（2）根据硬结性质预测病情：肛外触及明显条索状硬结通入肛内者，管道多较浅显；肛外条索状硬结不易触及者，管道多深陷，预示病情复杂。肛内齿线处多能触及小硬结，提示内口位置。直肠环硬化、肛内高位触及硬结者，病情重而复杂，此类硬结若按有中空虚陷感，恐暗藏管道而难触及，故有复发之虞。

2. 治疗经验　早期受到医疗条件的限制，通过挂线缓慢切开管道是最传统的肛瘘治疗方法，一般采用药线挂线，利用中药腐蚀作用加快管道切开。随着麻醉、西医外科手术方法引入及手术器械的改进，管道切开成为主要的手术方式。梁林江认为，治疗肛瘘的手术方法虽然很多，成功的关键是充分开放管道，引流通畅，如果仅仅为了缩小创面而不将管道全部开放，远期疗效不可靠，总有复发之虞。因此他主张管道要完全切开，但只切除有腐肉附着的表层管壁组织，保留深层纤维化的组织，梁林江称该方法为"肛瘘切开切除术"，即切除部分管壁组织，并注重结合挂线术、分期手术保护肛门功能及外形。

（1）管道切开方法：先以探针自外口探入管道，用另一手示指伸入肛内，将示指指腹固定于内口处，可感知到探针沿管道向内口方向的穿透感，直至从内口处探出。若内口不明显的管道，探针探查需轻柔，顺着管道寻找阻力最小的突破口。内口处一般以凹陷感、硬结感为触摸感觉，内口大者，探针穿通无阻；内口细小者，指端与探针顶端之间黏膜最薄弱处为突破口。视症情或直接切开，或以挂线缓慢切割。管道切开即可，毋须取出全部管壁，以免加深及扩大创面。有空腔或窦道者，一并处理；有支管者，依法切挂。管道切开后，修剪切口两端及两侧，均以平坦为度。

对于肛瘘管道、空腔窦道的处理，主要将其切开或挂开，使之开放，引流通畅。若切开结合缝合治疗者，需在缝合范围内，尽量切除管壁腐败组织。若采取"过桥法"处理，管道未切开部分需以刮匙搔扒管腔，清除管内腐败组织，杜绝感染复发机会。因此，彻底清理主管、支管以及死腔窦道，勿使遗留，是治疗复杂性肛瘘取得完全成功的又一重要条件。

（2）管道挂线方法：若挂线，用球头银丝探通瘘管，法同探针探查，银丝球端一段用示指由肛内勾出肛外，在球端系上丝线，徐徐将银丝拉回肛内，直至从外口缓缓退出，丝线一端由内口穿引出外口。然后，将丝线两端根据需要收紧打结，日后线松给予收紧，直到管开线落。线脱落迟速，视病情而定。欲快线紧，欲慢线松。也可用双股线穿挂，一股松、一股紧，松者备用。

橡皮筋挂线时，以丝线扎紧橡皮筋根部，第一道打松结，以便日后紧线之需；第二道打死结，以固定松结使其不散开。管道浅者，可收紧些，有时以丝线代替橡皮筋直接结扎；管道深者，则不可收得过紧，甚至可采用虚挂，术后通过多次紧线缓慢切开直肠环。为防止橡皮筋未脱先断，可同时松挂一丝线以备之需，也方便再次紧线。

（3）复杂性管道处理方法

1）分次紧线或分次手术：多发性复杂性肛瘘常需切断两处以上括约肌，若管道较浅，范围不广，同时切断犹可，否则当予分期手术。术时先切断一处，他处挂线而不紧线。挂而不紧，意在防止管口闭合，管道阻塞，便于下次手术操作。待先期切开的创面愈合过半，再切开他处，或者紧线代刀切开。

2）对口引流：当管道涉及肌层过多、过深，尤其是管道穿通肛门左右两侧时，需将管腔切开两端，中段管道或空腔用九一丹棉条对穿引流，兼以蚀管祛腐。待管蚀腐祛，改用生肌收敛药收口。如马蹄型肛瘘，可以先切开中间通肛门内口管道（即主管），两侧管道分别采用对口引流，该方法可以避免造成肛门移位，及肛门括约肌损伤过多。

3）低位切开，高位挂线：高位经括约肌间瘘，一般采用切开挂线术，即将管道分两段处理，内口以下管道予以切开，高位部分配合挂线截断病根。早期中医治法是通过外口插中药棉条蚀管祛腐，而后用生肌药收口闭合管道。采用切开术后，低位管道部分予以一次性切开，剔除管壁腐肉，切除部分管壁组织，可以缩短愈合时间。如半马蹄型肛瘘管道紧沿肛缘者，用此法既可以避免因全管道切开而引起肛缘内陷之肛门变形，又能减少痛苦，缩短疗程。

4）手术时机的选择：肛瘘治疗宜早不宜迟，但对于部分管道不明显，发作间歇长的病例不宜匆忙手术，以免造成假道或过度手术。对于二次手术的间隔，若管道清晰通畅者宜早，管道走向复杂而暂时闭合不发，或时有发作而症轻，或保守治疗可控制症状，或手术治疗难达满意疗效者，间隔可长些，待手术时机成熟后再行手术。

3. 手术治疗的相关问题

（1）直肠环硬化程度对术式选择的影响：肛管直肠环硬化减弱了肌肉的括约功能，却为手术切开肛管直肠环提供了有利条件。直肠环纤维化后，若将其切断不会因为肌纤维回缩造成肛门失禁。环区的硬化对术式选择的意义有：① 直肠环切开的多少与硬化程度有关。硬化程度高，可将此区大部或全部切开，硬化程度低，只能做部分切开，分次手术或以橡皮筋挂线缓慢切开。② 对于肛管壁的切开也要视环区硬化程度而定。高位肛瘘中，肛管壁一般切至齿线或稍上方。若环区硬化较重，可由肛缘一直切至管道内端相应环区；若硬化不完全，而肛外管道长、创面大的，不宜一次切开管道，需待括约肌断端与周围组织粘连后再予切开。

（2）内口与高位管道盲端的处理：众所周知，切除内口和清除管道是治疗肛瘘的关键。对于低位肛瘘及小部分高位肛瘘而言，内口位置与管道最高位置一致，切除内口就打开了管道全程。因此，内口是否清除与治疗成败的关系是很密切的。而大部分高位肛瘘的内口并不是管道最高位置，内口一般在齿线处，而支管盲端最高位置可以远高于齿线，甚至超过直肠环。这种情况下，仅切开探通的管道并不说明已完全清除病灶，正确处理高位盲端对治疗成功更有决定性的意义。特别是很多高位复杂性肛瘘，由于病程长，内口多已纤维化而闭合，一味强调寻找内口往往事与愿违，如何正确处理高位盲端更为重要，但这一点往往成为治愈高位复杂性肛瘘的拦路虎。部分高位经括约肌间瘘的支管盲端可以距肛缘 7～8 cm 以上，管道走向与直肠平行，或呈螺旋状环绕直肠上行，与肛管、直肠没有明显的交通，此类管道是否要切开需慎重考虑。Parks 分类中曾提到，经括约肌型伴高位括约肌间盲瘘在经外口逆行探查时，直肠内的检查手指通过直肠壁很容易感觉到高位延伸窦道顶部的探针。这类管道的治疗关键是找到并打开原发管道，只要给予充分的引流，延伸至上面的瘘管将会自行愈合。但是，如果用探针对这种瘘管的上部用力探查，则很可能形成先前不存在的开口而形成医源性括约肌外瘘，若切开则会切断全部外括约肌，造成肛门失禁。对于此类管道，我们多以旷置引流治疗高位盲端，但疗效仍需进一步观察。

（3）肛瘘管道是否要完全切除：机体组织被切除后，有可再生、部分再生及不可再生这三种组织修复方式。肛瘘侵犯组织以肌肉为主，少部分为黏膜，肌肉切除后不可再生，以瘢痕替代，切除过多会造成组织缺损。在病理上，瘘管内壁由炎性肉芽组织构成，外层为大量纤维结缔组织。外层的纤维结缔组织在一定程度上有限制炎症扩展、收缩创面的作用，这为术后创面抗感染、促进创面愈合提供了有利因素。梁林江认为肛瘘管壁无需完全切除，清除管壁腐肉及不利创面生长的组织，保留部分管壁组织，可以避免创面过大及局部组织缺损过多，有利于缩短修复时间。这是中医学在外科学上的治疗特点，因其具有上述优点，应加以继承和发扬。但结核性肛瘘的管壁组织必须全部切除，否则影响愈合。

（4）如何掌握挂线时间：大部分高位肛瘘需采用挂线疗法，一般挂线时间在 10 日至 2 周。若涉及直肠环范围大，且直肠环硬化程度低，挂线时间需延长至 3 周左右，甚至采取松挂，当开放创面范围缩小，组织逐渐纤维化固定后，再将高位管道予以分次紧线，缓慢切开。这样切开后直肠环组织缺损少，瘢痕组织范围小，对肛门精细感觉影响少。肛内指诊可以感觉到切开处瘢痕较细小，整个创面较平整，环区没有明显的凹陷及硬结。

（5）对未治愈的肛瘘的处理：有文献指出，病史超过 10 年、经久不愈或多次复发的肛瘘是肛管黏液腺癌的危险因素，短期内出现感染症状加重、外口增加及瘘管累及范围扩大，分泌物由脓性或脓血性转变为黏液脓血性，出现逐步增大的肛周质硬包块；亦可伴有肛周疼痛加重，均提示可能为局部进展期肿瘤。因此，由于各种原因导致未彻底治愈的肛瘘，并且伴有反复肿痛，破溃溢脓，需加强随访以防恶变。对于处在静止期的肛瘘或残余管道，即使有条索状硬结存在，但无任何临床症状者，可认为管道已闭合，无需手术治疗，有不适时门诊随访即可。

第二节　手术图解

一、低位单纯性肛瘘切开术

【操作步骤】手术操作如图 3-9～图 3-17。

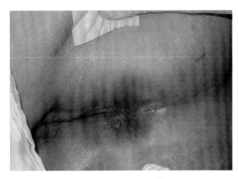

图 3-9　肛管硬结溢液 1 个月。肛门检查后中肛旁有一外口，开放，有少量脓性分泌物。指诊自外口触及索状硬结通入后中肛内，在 6 点位肛内齿线部触有凹陷硬结

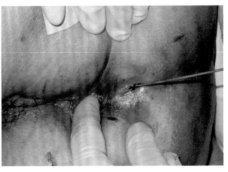

图 3-10　以探针自外口处探入管道，左手示指伸入肛内，引导探针自内口穿出

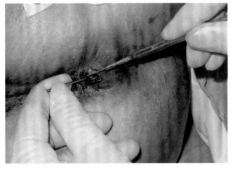

图 3-11　探针自内口穿出后，以左手固定探针，术刀沿探针将管道切开

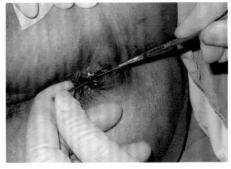

图 3-12　在切开过程中，探针稍用力提起，边切边退，直至全部切开，探针完全退出

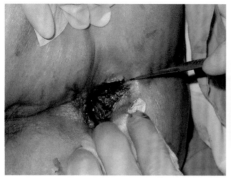

图 3-13 管道切开后，再适当延长创面，切除外口周围结缔组织

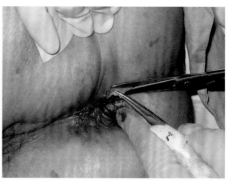

图 3-14 将一侧创缘游离皮瓣剪除

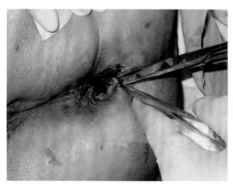

图 3-15 再将另一侧创缘游离皮瓣剪除，使两侧创缘平整

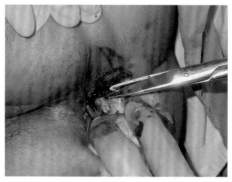

图 3-16 切除部分管壁，搔刮管壁腐肉，去除不利于创面愈合的组织，使创面平整

【术后处理】每日换药 2 次，便后坐浴。观察肉芽组织生长情况，如有肉芽水肿、肉芽赘生等不利创面愈合的情况发生，可以九一丹换药，以祛腐生肌。

【病例点评】① 须沿探针切开瘘管，如是弯管须边探查边切开，以免造成遗漏或误切。② 如无外口或外口封闭，但可触及条索状硬结

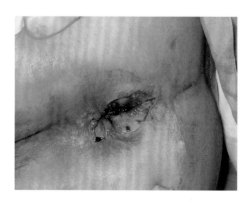

图 3-17 手术结束时肛门外观

通入肛内时，可于管道外端的硬结区或封闭外口瘢痕处做一切口，再以探针探寻管道后切开。③ 如有支管，须一一切开。

二、低位复杂性肛瘘切开术

病例 1

【操作步骤】手术操作如图 3-18～图 3-20。

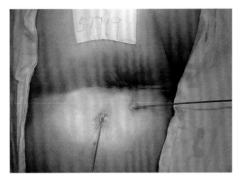

图 3-18　肛门左侧有 2 个外口，均开放，以探针探入，可感知两根探针有触碰

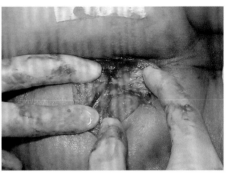

图 3-19　沿探针将管道全部切开后，可以看到由结缔组织构成的管道

【病例点评】该病例属低位复杂性肛瘘，因管道走向明确，未穿越肛管直肠环，将全部管道切开即可，在处理上并不十分复杂。由此，梁林江认为对于肛瘘复杂性的定义应包含多重含义：① 管道走向的复杂。② 手术处理上的复杂。③ 预后的复杂性。后二者所占比重越多，复杂程度越高。

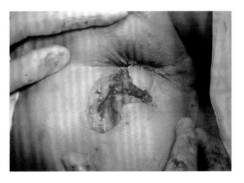

图 3-20　切除部分管壁组织，剔除管腔内的腐败组织，修剪创缘使创面平整，手术结束

病例 2

【操作步骤】手术操作如图 3-21～图 3-27。

【病例点评】具有多外口、多管道的肛瘘，又称为多发性肛瘘，手术治疗仍以去除内口、开放管道为原则。

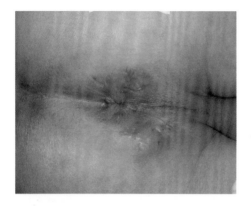

图 3-21 肛旁硬结伴溢液 10 年。肛门检查多个外口分布于肛门两侧，部分开放，有脓性分泌物溢出。部分封闭，重按作痛。指诊肛门左右两侧，按有明显硬结通向肛内，共 6 处。左前有 2 个管道通向同一内口，其余分别通向相应同位肛内。探针检查外口开放之管道均通畅，肛外支管外口互通

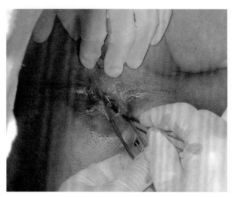

图 3-22 因 1 点位外口开放，分泌液最多，处在发作期，为主要病灶，故先将 1 点位管道予以切开

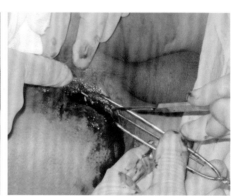

图 3-23 再由各个外口通入相应管道，将管道切开，互通支管也予以切开

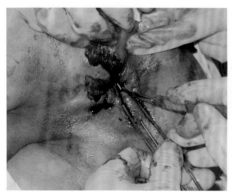

图 3-24 将通过 9 点位的主管予以切开

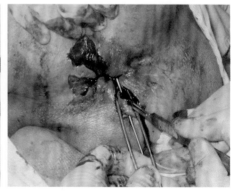

图 3-25 将 9 点位的支管也予以切开

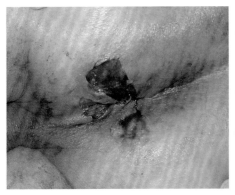 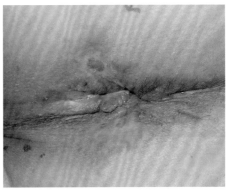

图 3-26 切开管道后切除部分管壁组织，修剪创缘，手术结束。5 点位、7 点位管道暂时封闭，条索状硬结不明显，暂不予处理

图 3-27 术后 25 日，肛门局部无不适，创面痊愈，出院

病例 3

【操作步骤】手术操作如图 3-28，图 3-29。

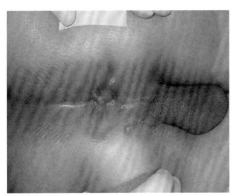 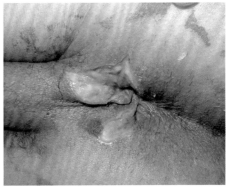

图 3-28 外口居肛门两侧，均开放，有少量脓性分泌液

图 3-29 将管道一次性全部切开

病例 4

【操作步骤】手术操作如图 3-30，图 3-31。

病例 5

【操作步骤】手术操作如图 3-32，图 3-33。

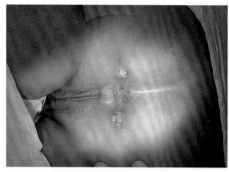

图 3-30 外口居肛门两侧，右侧 2 个外口中有 1 个为继发外口，有支管与主管相通

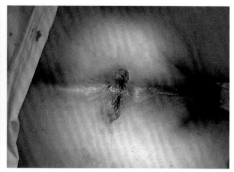

图 3-31 将两侧管道全部切开，切除部分管壁组织，修剪至创面平整

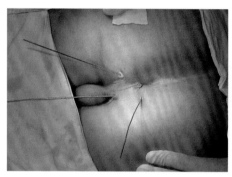

图 3-32 3 个外口，分别对应 3 条管道，通入肛内不同点位

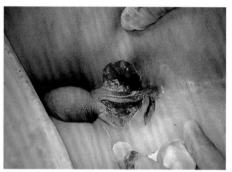

图 3-33 3 条管道全部切开，创面间要保留足够多的皮肤组织

【术后处理】每日换药 2 次，便后以痔疾洗液清洗创面。观察肉芽组织生长情况，如有肉芽水肿、肉芽赘生等不利创面愈合的情况发生，须及时处理，可以九一丹换药，以祛腐生肌。

【病例点评】具有多外口、多管道的肛瘘，又称为多发性肛瘘，手术治疗仍以去除内口、开放管道为原则，但在切开管道时须注意：① 分别处在肛门两侧的低位管道可一次性切开；多发性高位肛瘘且须挂线处理的，要视所涉及直肠环的深浅及直肠环硬化程度而定，若同时挂开会导致肛门失禁者，须分次切开。② 在多个管道中，选择最主要、最易引发症状的管道先处理，封闭又无症状的管道可暂缓处理。③ 多条管道集中在某一区域的，创面间须保留足够多的皮肤，以免引起瘢痕过大、肛门变形的不良后果。

三、高位复杂性肛瘘切开配合橡皮筋挂线术

病例 1

【操作步骤】手术操作如图 3-34～图 3-45。

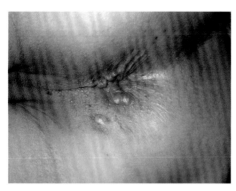

图 3-34 肛旁硬结 30 年，时有肿痛，自溃溢液，反复发作。肛门检查 9 点位、10 点位肛旁各有外口 1 个，封闭，距肛门约 5 cm。指诊 9 点位、10 点位肛旁按有硬结，主管通向 7 点位肛内，7 点位深部触及硬结，直肠内未触及其他异常肿块

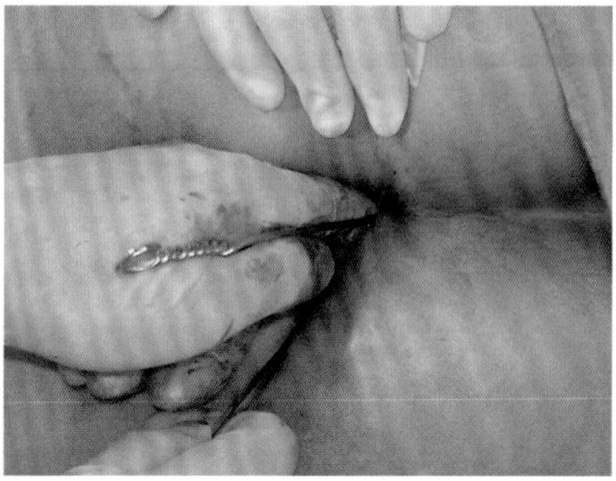

图 3-35 以钢制探针探明管道后，再将有槽探针沿钢制探针伸入管道，将挂钩置入肛内，左手示指抵住挂钩顶部，感知槽针顶端位置

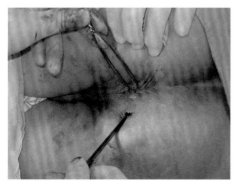

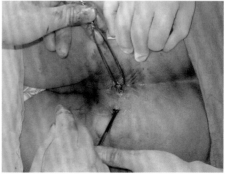

图 3-36 挂钩与槽针相对施力，使槽针顶端自内口穿出，再以挂钩套住槽针穿出端

图 3-37 将银丝沿有槽探针的槽内伸入管道，固定于挂钩上，拔除有槽探针

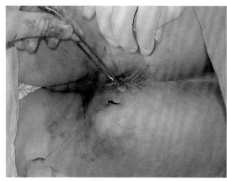

图 3-38　拉出挂钩将银丝一并牵引出来

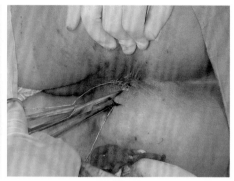

图 3-39　银丝被牵引出后，去除挂钩。将肛外管道切开至齿线下方

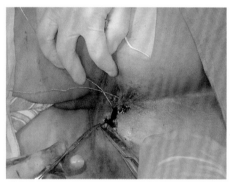

图 3-40　切除原增生结缔组织

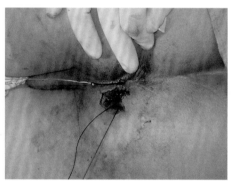

图 3-41　以双股丝线缚于银丝球头一端，银丝被拉出时将丝线一并带出

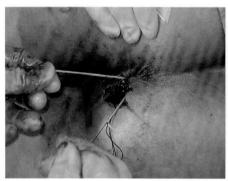

图 3-42　将橡皮筋系在一根丝线的尾端，拉出丝线时，橡皮筋跟随丝线穿过管道

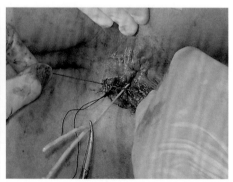

图 3-43　将橡皮筋合拢，保持一定张力，以丝线扎紧固定

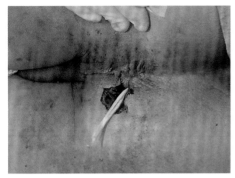

图 3-44　修剪创面后，手术结束

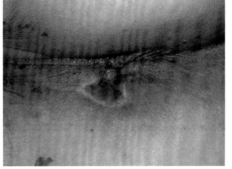

图 3-45　13 日后橡皮筋脱落，创面范围缩小，肉芽组织生长良好

【术后处理】① 复杂性肛瘘的术后换药十分重要，尤其是有旷置管道存在的，换药时更要仔细。换药时紧贴创面擦拭，尤其不能遗漏管道盲端的清洁。对于深部旷置管道，现常用各类引流管进行冲洗、引流，撤管时间对于创面修复尤为重要。② 观察橡皮筋张力，若张力减弱需及时紧线。③ 避免腹泻，稀粪嵌于孔隙处，会刺激神经末梢引发疼痛，亦可继发感染。

【病例点评】① 探针探寻管道时要轻柔，以免造成假管道。在高位肛瘘中，管道盲端比内口位置高，为尽可能多地开放管道，须在原发内口上方做人造内口，其位置须根据不同情况做不同处理，不可一味探寻管道顶端，若管道顶端位置过高，一次将管道全部打开，创面愈合后可遗留明显凹陷，造成肠液外漏，或损伤肛门括约肌功能。② 一般先将外部管道充分开放，管道内腐肉搔刮干净，创面修剪平整后，再行橡皮筋挂线，以免挂线后影响创面修剪。③ 在搔刮腐肉时，据创面基底部而定。若基底部结缔组织坚硬，可将腐败组织搔刮干净；若基底部较疏松，不能过度搔刮，以免产生慢性渗血，可通过术后换药待其自然脱落。④ 以丝线结扎橡皮筋时，第一道打松结，以便日后紧线之需；第二道打死结，以固定松结使其不散开。⑤ 橡皮筋收紧程度可根据实际病情而定。若管道浅，可收紧些，有时以丝线代替橡皮筋直接结扎。若管道深或直肠环硬化不全，则不可收得过紧，甚至采用松挂，术后通过多次紧线缓慢切开直肠环，避免肛门功能受损。⑥ 橡皮筋结扎后，残留一单股丝线，可直接拉除；亦可留置，以备橡皮筋断裂后重新挂线之需；也可在换药时拉动丝线，带出嵌于人造内口中的不洁之物，预防感染。

病例 2

【操作步骤】手术操作如图 3-46～图 3-50。

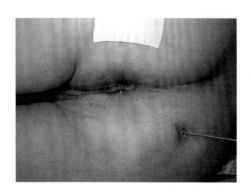

图 3-46 肛旁硬结伴溢液 1 年，曾行切开排脓术，硬结经常肿痛，自溃溢液。肛门检查截石位 7 点位肛旁有一外口，距肛门约 8 cm，开放，有少量脓性分泌物。指诊右后肛旁摸及大片硬结，范围约 5 cm×4 cm，硬结通向 6 点位肛内深部。探针检查管长约 10 cm，有支管存在

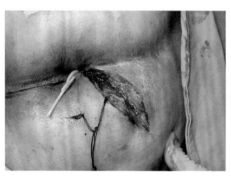

图 3-47 将通入肛内主管道以橡皮筋挂线处理。另一支管以丝线松挂为记，待开放创面范围缩小后再予切开

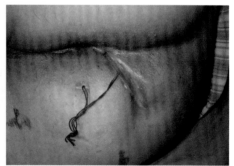

图 3-48 术后 19 日，原开放创面范围缩小，挂线支管管腔也缩小，这时可将挂线支管切开

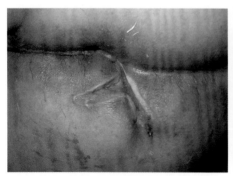

图 3-49 二次术后 2 周，创面范围继续缩小，肉芽生长情况良好，予出院门诊换药治疗

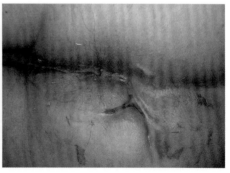

图 3-50 术后 50 日，患者复诊，自述肛门感觉无异常，创面已愈合，尚有部分痂皮未退，肛门外形保持良好

【病例点评】本例为高位复杂性肛瘘，管道分布范围广，若一次性切开，恐肛门肌肉回缩引起肛门变形，所以手术分次进行。待第一次手术创面肉芽填生后，可对创面周围组织起固定作用，再行二次手术切开支管，肛门肌肉组织不至回缩过度，引起肛门变形。

本例手术中有两处挂线，一为橡皮筋，一为丝线，其作用不一。前者通过橡皮筋的收缩力缓慢切开直肠环，使直肠环边断开、边修复，保证了肛门功能不受影响，后者既可作为一标记物，又可作为引流线，管腔逐渐闭合。

病例 3

【操作步骤】手术操作如图 3-51～图 3-60。

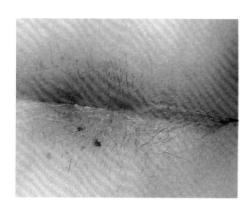

图 3-51　肛旁硬结反复肿痛 2 个月。肛门检查见左侧肛旁皮肤如常，无外口。指诊左侧肛旁按有硬结，向会阴部延伸，范围约 3 cm×4 cm，略有压痛，未及波动感。后半圈直肠环硬化

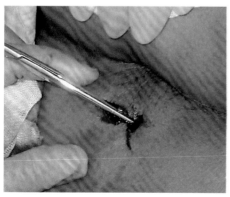

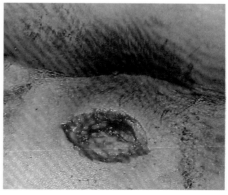

图 3-52　因无外口，在硬结最高点剪开皮肤，做开放切口

图 3-53　将探查到的空腔予以切开，暂时未探到通入肛内方向的管道

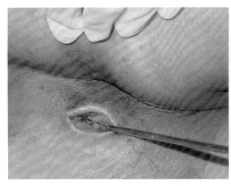

图 3-54 首次术后 13 日，有脓液自创面
外溢，再次手术治疗。以槽针查
到通入后中及左前方向管道，原
硬结下均有空腔存在

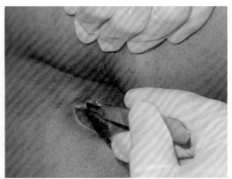

图 3-55 以术刀将槽针探查到的空腔切开

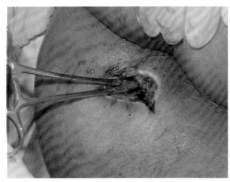

图 3-56 将空腔进一步开放后，可探查到
通入左前肛内方向的管道，由于
空腔范围大，肛内管道暂缓处理

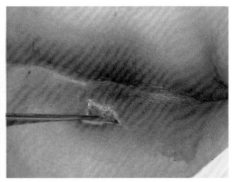

图 3-57 二次术后 2 周，原创面缩小，再
行挂线处理，切开通往肛内管道

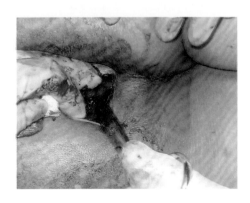

图 3-58 通入左前方向的管道与肛管之
间肌肉层很厚，无法行挂线治
疗。遂予清除空腔内腐败组织，
将空腔充分开放，以期通过术
后换药、引流使空腔闭合

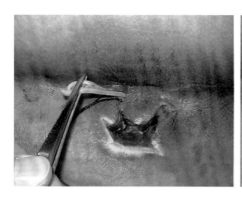 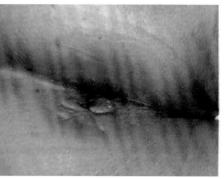

图 3-59　将通入后中方向的管道以橡皮筋　图 3-60　出院后 10 个月复查，肛口无不
　　　　　挂线处理　　　　　　　　　　　　　　　　适，排便正常，创面瘢痕平整

【病例点评】本例第一次手术中未发现明显管道，曾怀疑皮脂腺囊肿可能，皮脂腺囊肿反复感染亦可出现肛旁广泛硬结，但后半圈直肠环硬化提示肛内仍有病灶存在。术后脓液从创面外溢，并能探查到空腔管道，可明确诊断复杂性肛瘘。提示脓液始终不能排出，为原发脓腔位置深，反复炎症使腔壁更加坚硬厚实，脓液更难穿溃，故患者只有肛旁硬结反复肿痛的症状。第一次手术削弱了管壁组织的坚硬度及厚度，为脓液自溃创造了条件。第二次手术将空腔切开，待创面范围缩小后再行橡皮筋挂线处理，这样可以避免对肛门功能及外形造成影响。

提示：① 对于复杂性肛瘘的病例，不能盲目手术，以探查到明确管道后再行根治术为佳，否则易造成假道而再次复发，或侵犯不必要切除的组织，造成创面过大。临床所见很多管道不明确的病例，都要选择最佳的手术时机，从而达到最佳的手术效果。手术时机的选择，可在管道再次感染穿溃时，或有明显条索状硬结存在时。管道较粗大者，可触及管道中空感，说明管道通畅，为可复发病灶，须手术治疗。② 须与皮脂腺囊肿相鉴别，后者硬结大小可变化，但不会消失，而外盲瘘的硬结在稳定期中可至完全消失。③ 在后中管道行橡皮筋挂线处理。遵循索罗门定律外口位于肛门横线后者，管道多弯曲不直，内口多居肛门后中位齿线上，不与外口相对应。选取后中方向挂线，消除原发内口及主要管道的可能性大，治愈率高。

病例 4
【操作步骤】手术操作如图 3-61～图 3-74。

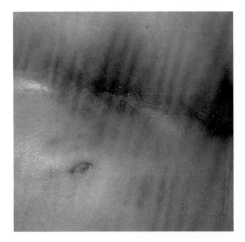

图 3-61　肛旁硬结伴疼痛 8 个月，肛门检查（截石位）左后肛旁有一外口，距肛门 6 cm，开放，按之有少量脓液，探针检查，探针由外口探入，通向后中深 6～7 cm，左侧管道与右侧延伸。指诊肛门两侧均有硬结摸及，范围较大，后半圈直肠环呈纤维硬化，右后肛旁管道无外口存在，7 点位直肠环上方亦摸及索状硬结，长约 3 cm，左侧 3 点位肛旁亦有索状硬结与左后主管相通，其管道通向 3 点位肛内齿线隐窝部

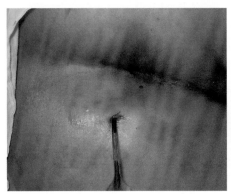

图 3-62　以槽针自原外口处探入管道，管道深 6～7 cm

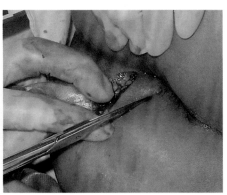

图 3-63　沿槽针将管道切开，切至肛缘处，再将另一支管也予切开

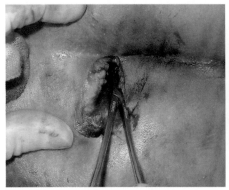

图 3-64　以血管钳伸入管腔，探查管道走向，管道绕后中肛尾韧带弯向右侧

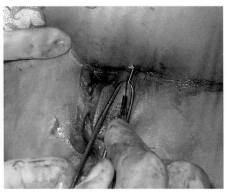

图 3-65　支管切开创面下尚有一夹层，继予切开

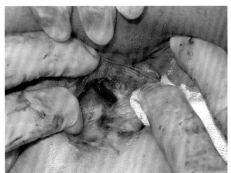

图 3-66 将管腔腐肉剔除后，可见残留管壁组织，由其包裹的管道向后中肛内延伸

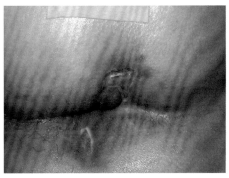

图 3-67 术后 26 日，左侧创面范围缩小。右侧创面为原病灶继发感染后的切排口

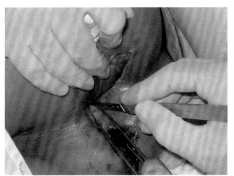

图 3-68 探针自切排口探入，由内口探出，探通管道后将管道完全切开

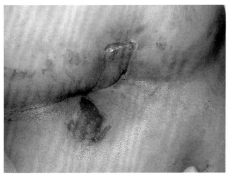

图 3-69 同时，将左侧向肛内延伸的管道进一步切开

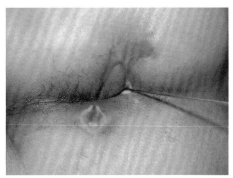

图 3-70 二次手术后 20 日，创面范围缩小，瘢痕平整，遂行第三次手术。拟将主管道行挂线处理，以探针探通管道

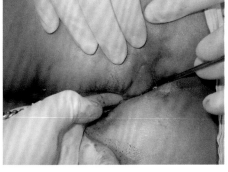

图 3-71 以槽针探入管道，挂钩协助槽针穿出人造内口

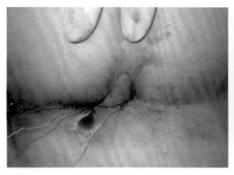

图 3-72　将银丝自管道牵拉出来

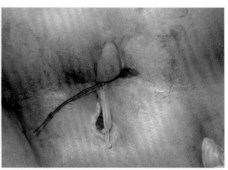

图 3-73　后中主管道行橡皮筋挂线处理

【病例点评】在难治性肛瘘中，多数病例要经过几次手术才能达到治愈的目的。在尚无明确手术指征前不能仓促手术，以免上台开空刀。有的病例在随访 1～2 年后才有进一步手术的条件，故对于难治性复杂性肛瘘，医患双方需要积极配合，都要有耐心、信心与恒心。随着核磁共振在复杂性肛瘘诊断中的运用，对管道分别及走行的判断更为明确，为手术提供了可靠依据。但肌肉修复需要的时间是一样的，我们还是倾向于慎重选择手术时机，复杂性肛瘘的分次手术可能使患者获得更多益处。

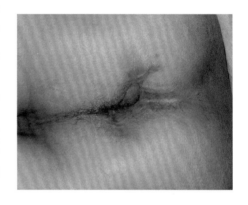

图 3-74　第三次手术后 28 日，创面痊愈，出院

四、后马蹄形肛瘘对口引流术

【操作步骤】手术操作如图 3-75～图 3-81。

【病例点评】后马蹄形肛瘘多采用切开配合挂线对口引流处理，管道多的更需分次手术，这样可以避免一次切开造成的肛门变形及肛门肌肉损伤造成的肛门功能损害。

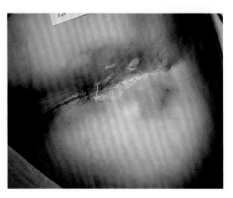

图 3-75　肛门两侧均有硬结及外口，部分外口开放，并有脓性分泌物

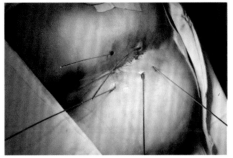

图 3-76　以探针探通各管道，左右两侧管道分别相通，后方两外口有互通管道，故为后马蹄形肛瘘

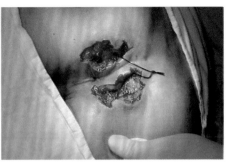

图 3-77　将空腔全部切开，将后马蹄形管道以挂线为记，并起到对口引流的作用。左前通入肛内管道暂缓处理，以避免肛门变形

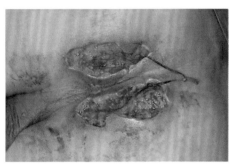

图 3-78　创面生长 3 周后，肉芽组织生长良好，创面范围缩小

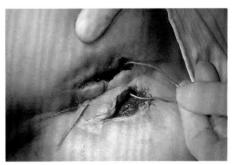

图 3-79　创面范围缩小后，将左前管道行橡皮筋挂线处理。肛门后方管道仍然相通，继续挂线引流

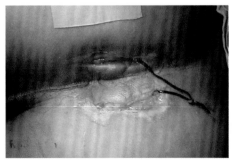

图 3-80　橡皮筋脱落后，肉芽填生创面，挂线引流的管道范围也逐渐缩小，再去除挂线

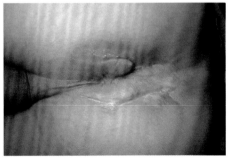

图 3-81　创面愈合后，肛门无变形，功能良好

五、会阴部肛瘘切开挂线术

【操作步骤】手术操作如图 3-82～图 3-87。

【术后处理】创面腐肉未清时,以九一丹换药祛腐生肌;腐肉退净后,以生肌散换药。术中仍需观察橡皮筋是否松脱以及时紧线。如有肉芽增生需及时修剪。

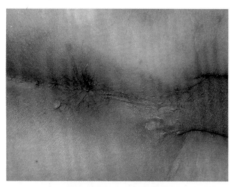

图 3-82 肛旁硬结自溃溢液 2 个月。肛门检查会阴部有开放外口,距肛缘约 6 cm,有少量脓性分泌物。指诊自外口处触及管道向肛内及阴囊根部方向延伸

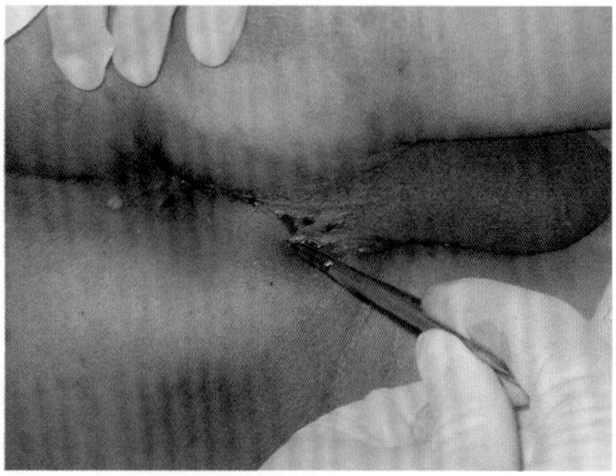

图 3-83 以术刀将通向肛门方向的低位管道予以切开

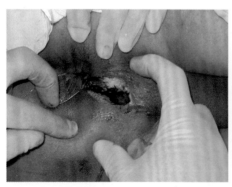

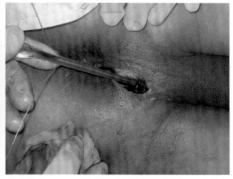

图 3-84 通入肛内的高位管道以橡皮筋挂线处理,通向阴囊方向的管道内有大量腐败组织,提示仍需继续探查,以免遗漏管道

图 3-85 继续以槽针探查管道

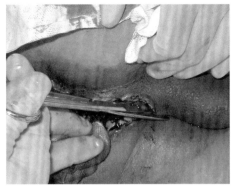 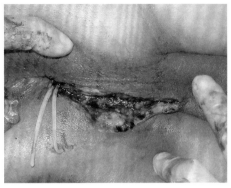

图 3-86　剪开探查到的管腔，将管道全部　图 3-87　将管道全部打开，深部管道以橡
　　　　　切开　　　　　　　　　　　　　　　　　皮筋挂线，创面修剪平整后，手
　　　　　　　　　　　　　　　　　　　　　　　　术结束

【病例点评】肛瘘外口在肛门前位，距离肛门较远者，要注意管道与尿道、生殖器的关系。在女性，有肛门阴道瘘的可能；在男性，管道有向阴囊皮下侵犯的可能，在视诊时要仔细，以免遗漏。

六、会阴部肛瘘切开术

病例 1

【操作步骤】手术操作如图 3-88～图 3-90。

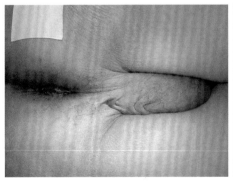 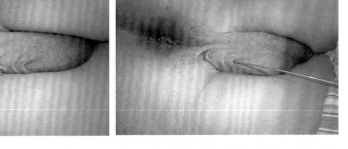

图 3-88　外口在阴囊根部，由于反复穿溃，　图 3-89　探针自外口探入管道，各外口均
　　　　　继发多个外口　　　　　　　　　　　　　通入同一主管道

【病例点评】肛瘘只有通过手术才能根治，患者由于惧怕手术，往往延误治疗，病情迁延反复，病灶范围逐渐扩大，可由单纯性发展成复杂性肛瘘，增加了治疗的难度，损伤范围也大。故肛瘘须及早治疗。

病例 2

【操作步骤】手术操作如图3-91～图3-93。

【术后处理】创面腐肉未清时，以九一丹换药祛腐生肌；腐肉退净后，以生肌散换药。如有肉芽增生需及时修剪。

【病例点评】由于女性会阴部肌肉比较薄弱，切断肌肉过多，有造成肛门松弛之虞，故对女性患者而言，会阴部肛瘘也属于复杂性肛瘘之列，在手术中要尽量避免损伤过多的会阴部肌肉，必要时可予挂线治疗。

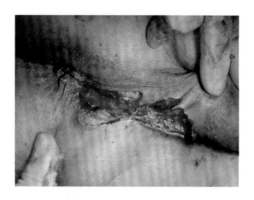

图 3-90　将主管及支管全部切开，修剪创缘后，手术结束

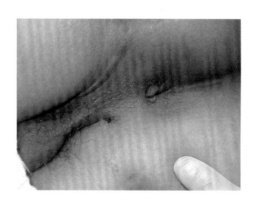

图 3-91　肛瘘外口在会阴部右前方，开放

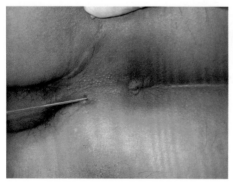

图 3-92　以探针探通管道，管道直行，内口在同位齿线隐窝处

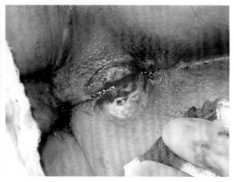

图 3-93　将管道全部切开，切除部分管壁组织，修剪创面后手术结束

七、肛瘘伴混合痔

【操作步骤】手术操作如图 3-94～图 3-98。

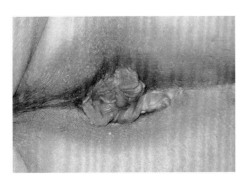

图 3-94　肛门检查环状混合痔，后中肛旁结缔组织增生处有外口存在，按压后有脓性分泌液外溢。指诊可及条索状硬结通入后中肛内，后中齿线处有凹陷硬结

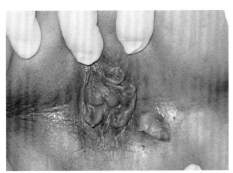

图 3-95　剥开肛门更清楚地看到 7 点位高凸的外口

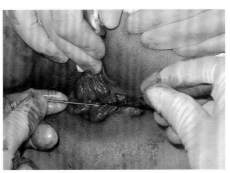

图 3-96　以探针自外口探入，从内口穿出，以术刀将内、外口之间管道予以切开

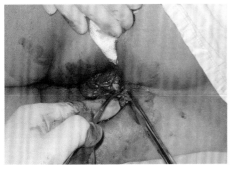

图 3-97　切除外口周围结缔组织

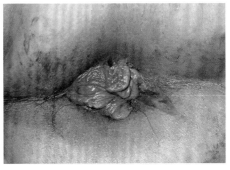

图 3-98　切除部分管壁组织，将创缘修剪平整后，手术结束。因混合痔范围过大，不宜合并手术，待后处理

【病例点评】本病例肛瘘外口结缔组织增生，外口隐藏在纤维化的结节内，由于患者伴有混合痔，更易被误诊为外痔，以往一直在接受混合痔的治疗。

对肛瘘的诊断可以总结为"一看，二摸，三提，四探"。一看，是指看外口数目、部位、形态、距肛门的远近。一般距肛门近的，管道较浅，多为单纯性；距肛门远的，管道较深。但临床上有不少患者，外口距肛门较近，管道却很深，走向常与肛管平行，距离肛管较远，给挂线带来不便，临床上这类复杂性肛瘘越来越多见。二摸，是指摸条索状硬结及内口。一般慢性炎症性肛瘘都能摸到条索状硬结，由外口通入肛内。低位单纯性肛瘘在外口相对应的肛内齿线处可触及硬结或凹陷；若触及直肠环硬化，以肛门后方和两侧明显，多提示为复杂性肛瘘。三提，多有鉴别诊断意义，如与肛门周围毛囊炎、疖肿和化脓性汗腺炎等炎症性疾病的鉴别。本例的外口易被误诊为外痔，若触诊时将外口通往肛门方向的皮肤及皮下组织捏提起来，可以感觉与周围组织分界明显的条索状硬结。此法还可以协助外盲瘘的诊断。四探，就是用探针直接进行管道探查。经过这四个步骤，一般都能得到明确诊断。

八、儿童肛瘘

【操作步骤】手术操作如图 3-99～图 3-101。

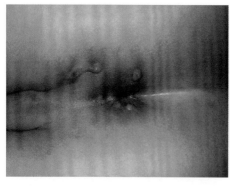
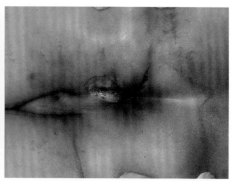

图 3-99　10 岁男童，肛门检查肛门左、右两侧均有外口多个，以左前病灶范围最大

图 3-100　手术分 2 次进行，将管道全部切开

【病例点评】肛瘘在儿童中亦多见，多有婴儿期肛周脓肿史，因未治疗而使病情迁延，病灶扩大。治疗时对管壁组织不宜切除过多，以免创面过大，术后瘢痕收缩引起臀部外观变化。儿童皮肤组织娇嫩，术后换药宜轻柔，注意保护创面周围正常皮肤。梁林江主张婴幼儿肛瘘宜尽早治疗，以免病情复杂化。

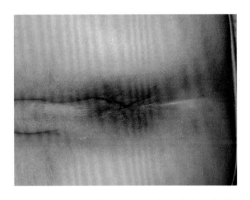

图 3-101　整个疗程 42 日，创面痊愈，出院

九、肛瘘栓封堵术

【操作步骤】手术操作如图 3-102～图 3-107。

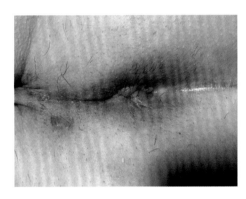

图 3-102　肛旁硬结反复溢液 3 个月，由门诊拟肛瘘于 2022 年 12 月 6 日收入院。肛门检查截石位 11 点位肛旁有开放外口，距肛门约 6 cm。指诊自外口处触有条索状硬结通入肛门，在前中齿线处触有凹陷硬结。肛门磁共振检查提示内口在截石位 1 点位

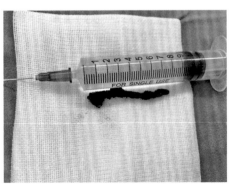

图 3-103　术中将管道完全剥除，长约 7 cm

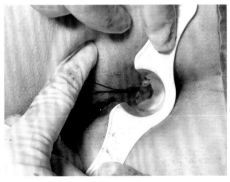

图 3-104　将肛瘘栓置入剥除瘘管后的管道内，封闭内口

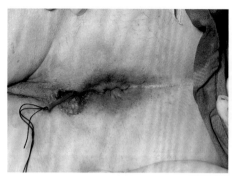

图 3-105　以吸收线将外部栓体固定于创面上，剪去多余处

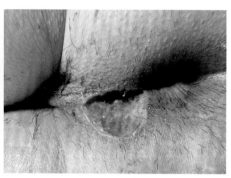

图 3-106　术后第 6 日

【病例点评】该病例为括约肌间瘘，管道经肛门前方由右侧通入左侧肛内，内口位于 1 点位，较直瘘略为复杂。若采用常规肛瘘切开术，手术操作更为简单，但创面大，故考虑使用肛瘘栓封堵术。术中将管道全程剔除，降低复发风险。内口完全封闭是手术成功的关键，将肛瘘栓缝合固定，并以黏膜覆盖肛

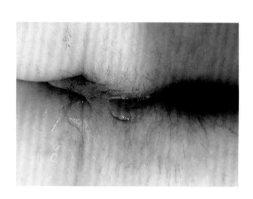

图 3-107　术后 17 日

瘘栓缝合封堵。该患者术后基本无疼痛，但因长期稀便，每日 2～3 次，增加了感染及愈合不良的风险。患者术后自行换药（图 3-106），有创面肉芽水肿增生（图 3-106）。术后 1 个月复查，创面平整，但未愈合。该患者最终因创面不愈伴有分泌液，于首次术后 3 个月再行肛瘘切开术。本次肛瘘栓封堵术未获成功，令我们感到很遗憾，因为在确保疗效基础上，能够保持肛门皮肤及括约肌的完整及无痛一直是我们想要获得的美好结局，如果能够成功，对患者来说更是意义重大。因此，虽然文献报道中该方法的治愈率差异性较大，在 24%～92% 之间，但这类不增加伤害的治疗方法仍然会得到临床医生的重视。

十、肛门黏液腺癌

本例肛门截石位 8～10 点肛旁见术后瘢痕组织，7 点位、8 点位肛旁各

见外口1个，距肛门约4 cm，周围肉芽增生，少量脓液流出。6点位肛旁
1 cm处见一外口，脓液分泌较多。1点位、3点位肛旁各见外口1个，距肛
门约4 cm，外口周围肉芽增生明显，挤压有脓液分泌。肛门周围皮肤色素沉
着见瘢痕增生（图3-108）。指诊：外口周围触有硬结，左前及右后包块压
痛明显，按压包块有脓性液体自后中肛内及肛外破溃口流出。6点位齿线处
可及凹陷，齿线上可及括约肌环僵硬。肛门括约肌收缩功能正常。肛指未及
其他异常肿块。指套无染血。

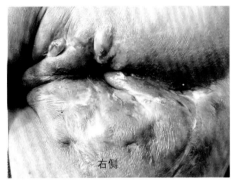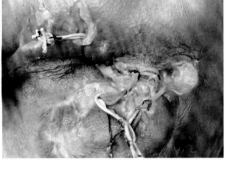

图 3-108　术前　　　　　　　　　　　图 3-109　术后

　　在腰麻下行管道探查，剔除管道内大量絮状脓苔样组织，将相通管道行
橡皮筋挂线对口引流（图3-109），核磁共振图像（图3-110～图3-116）。

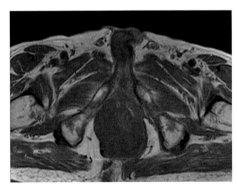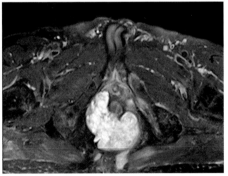

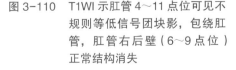

图 3-110　T1WI 示肛管4～11点位可见不　　图 3-111　T2WI 团块呈高信号，信号欠
　　　　　规则等低信号团块影，包绕肛　　　　　　　均匀。左侧臀大肌可见水肿信
　　　　　管，肛管右后壁（6～9点位）　　　　　　　号影
　　　　　正常结构消失

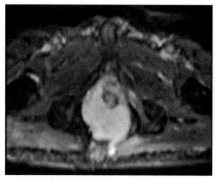

图 3-112　DWI 病灶呈等高信号

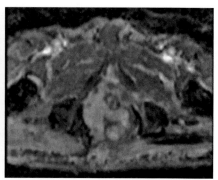

图 3-113　ADC 病灶内可见不规则低信号影，ADC 值减低

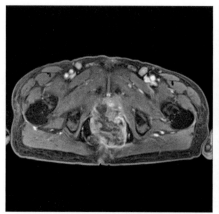

图 3-114　横断位 T1WI 增强示病灶呈明显不均匀强化，双侧腹股沟可见多发肿大淋巴结影

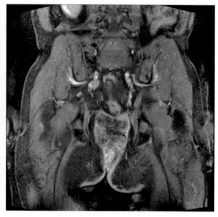

图 3-115　冠状位 T1WI 增强

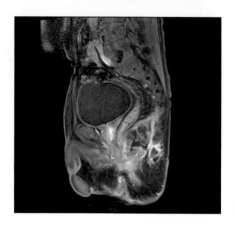

图 3-116　矢状位 T1WI 增强

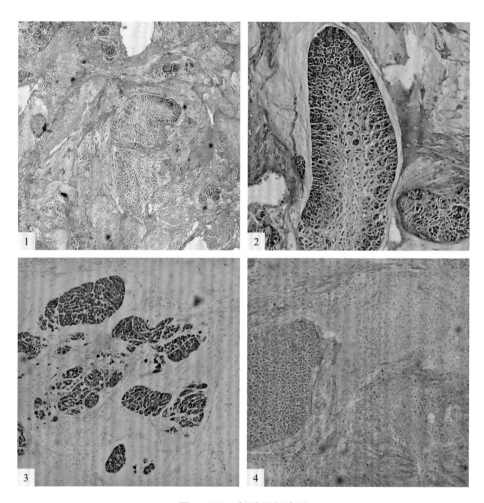

图 3-117　切除组织病理

1. 黏液湖中见巢片状、散在分布上皮样肿瘤细胞，呈浸润性生长方式（HE 10×10）；2. 肿瘤细胞具有不同程度异型性，黏附性差，部分细胞核偏位，或印戒样、含细胞内黏液（HE 10×20）；3. 免疫组化：肿瘤细胞胞浆棕黄色着色，CK 阳性，证实为上皮来源；4. AB 染色：细胞内外黏液染为蓝色，证实肿瘤的细胞外及细胞内黏液成分

　　【病例点评】肛管腺癌为起源于肛管腺上皮的恶性上皮性肿瘤，包括起源于肛管上部直肠黏膜、肛门腺及瘘管的腺癌，占肛门癌的 8%～19%。临床可表现为肛管出血、化脓、瘙痒、疼痛、肿胀及肛周溃疡，随着肿瘤进展可进一步出现疼痛加剧、排便习惯改变、大便失禁、肛门有异物感和下坠感、腹泻、体重下降、溃疡形成、肛裂及肛瘘等。大体可表现为溃疡型、隆起型、浸润型和胶样型。肛瘘发生的腺癌常表现为黏膜下肿物，可穿透肛门

括约肌，肿瘤一般为胶样型。

该患者于 1991 年首次因肛旁肿痛就诊，诊断为"肛周脓肿"，行脓肿切开引流术。术后反复出现肛旁硬结肿痛，破溃流脓，硬结范围由肛门右侧扩大到左侧，20 余年未至医院就诊治疗。2014 年因肛旁硬结肿痛溢液范围增大，疼痛加剧来我科就诊，诊断为"高位复杂性肛瘘"，行分次切开挂线治疗。至本次入院 6 年间，共进行 5 次手术，以扩创引流为主，病理切片均提示"炎性组织"，患者拒绝做其他相关检查。2020 年 1 月又因肛门疼痛加剧住院治疗，行肛门磁共振检查（图 3-110～3-116），进行了大范围的挂线对口引流术（图 3-109），病理提示黏液腺癌（图 3-117）。

该病例提示，对于长期反复发作伴疼痛加重的肛瘘，需要考虑癌变可能，肛门磁共振检查有助于明确诊断，术中病理取样要取多处组织及脱落物以免漏诊。

（徐浩，李嘉钦，钟盛兰，杨钰，祝颖）

-------------------------------------- 参 考 文 献 --------------------------------------

［1］ Cadeddu F, Salis F, Lisi G, et al. Complex anal fistula remains a challenge for colorectal surgeon［J］. Int J Colorectal Dis, 2015, 30(5): 595-603.

［2］ Limura E, Giordano P. Modern management of anal fistula［J］. World J Gastroenterol, 2015, 21(1): 12-20.

［3］ Yamana T. Japanese practice guidelines for anal disorders Ⅱ anal fistula［J］. J Anus Rectum Colon, 2018, 2(3): 103-109.

［4］ 喻德洪. 现代肛肠外科学［M］.北京：人民军医出版社,1997：214.

［5］ Parks AG, Gordon PH, Hardcastle JD. A classification of fistula-in-ano［J］. Br J Surg, 1976, 63(1): 1-12.

［6］ Vogel JD, Johnson EK, Morris AM, et al. Clinical practice guideline for the management of anorectal abscess, fistula-in-ano, and rectovaginal fistula［J］. Dis Colon Rectum, 2016, 59(12): 1117-1133.

［7］ Garg P. Transanal opening of intersphincteric space (TROPIS) — a new procedure to treat high complex anal fistula［J］. Int J Surg, 2017, 40: 130-134.

［8］ Marvin L. Corman cormans colon and rectal surgery［M］. Philadelphia：Lippincott Williams & Wilkins, 2013.

［9］ Herand Abcarian. Anal fistula［M］. New York：Springer Science+Business Media, 2014.

肛 裂

第一节　概　述

　　肛裂是齿线以下肛管全层皮肤纵行裂开形成的缺血性溃疡，裂口下端一般至肛缘线，以排便时肛门剧烈疼痛、便血为主要临床表现，常伴有便秘。肛裂可发生在各个年龄段，多为中青年，男女发病率一样。发病部位多在肛管后正中线，亦可见前正中线，左右两侧较少。多为单处发病，多发者少见。通常认为肛管侧方及多发性肛裂属于非典型性肛裂，需排除合并其他疾病的可能性，如克罗恩病、梅毒、结核、HIV 感染等。肛裂是常见的肛门疾病，其发病时疼痛的严重程度直接影响患者正常工作和生活，被列为肛门三大主病之一。

一、病因病理

（一）病因

1. 解剖学因素

　　（1）肛门外括约肌从尾骨向前分成两支呈 "Y" 形围绕肛管至肛门前方汇合，因此在肛管的前后方形成一相对薄弱的区域，而且大部分肛提肌附着在肛管两侧，对肛管两侧有较强的支持作用。

　　（2）肛管与直肠形成一定的曲度，排便时，肛管前后方尤其是后壁承受的压力最大，因此最易受损伤。

　　（3）肛管后部多为纤维韧带组织，血供少，弹性较差，容易破裂，而且不容易修复。经常反复裂开，撕裂处结缔组织增生，组织增厚，弹性减弱，使该损伤处更不易愈合。

2. 局部损伤　　局部损伤是肛裂形成的最直接的原因。干结的粪便、异物、分娩、肛门努责、检查及手术操作不当，都可以造成肛管皮肤的损伤，继发感染，形成肛裂。

3. 慢性炎症　肛门湿疹、肛门瘙痒症、肛窦炎等慢性炎症的刺激，均会导致肛门皮肤弹性减弱，脆性增加，容易受损伤而破裂。

4. 肛管狭窄　由于先天性的肛管狭窄、外伤或手术造成的肛管狭窄，排便时粪便通过困难，使肛管皮肤受损，感染后形成溃疡面，不易愈合，导致肛裂。

5. 内括约肌痉挛　内括约肌反射性的过度收缩，造成肛管压力增高，粪便通过肛管时，肛管皮肤容易受损。这种现象在肛裂患者中多见，这也是肛裂难以自愈的主要原因。

6. 肛窦残留上皮　1982 年 Shafik 提出残留上皮学说，从胚胎学解释肛裂的慢性过程。他认为肛裂裂面上有肛管肛窦残留上皮，像死骨一样存在于感染创面上，使肛裂难以愈合。但有学者观察发现，残留上皮其实是肛腺组织，腺体的慢性炎症渗出影响了创面的愈合。

综上所述，肛裂的病因主要由于解剖生理上的弱点，由于排便努责或其他外因过分扩张肛门，使肛管皮肤及黏膜下肌被撕裂，细菌侵入创面引发炎症，由于炎症及分泌液的刺激继发引起肌肉痉挛，创面瘢痕导致皮肤弹性降低。在这几种因素反复出现、共同作用下，最终形成肛裂（图 4-1）。

（二）病理

典型的肛裂病理变化有 6 种：① 肛管上纵形的溃疡创面。② 裂口上方及邻近区域的肛乳头增生、肥大。③ 裂口下方潜行的瘘管。④ 裂口外方肛缘因淋巴、静脉回流障碍引起水肿导致的结缔组织增生。⑤ 溃疡创面反复炎症刺激，导致黏膜下肌增厚，引起齿线与白线间肛管狭窄。⑥ 由于疼痛、炎症以及纤维化的黏膜下肌挛缩等因素的刺激，引起肛管外肌群痉挛，使肛管存在紧缩状态。

因此，肛裂具有"高肛压，低血流"的独特表现，肛裂创面又有其独特的病理表现。有研究表明，肛裂紧缩区的组织是肛管表皮与内括约肌之间的纤维肌性组织，在多次撕裂损伤修复后，产生增生性改变后形成的病理组织。此病理组织的挛缩导致了肛裂患者肛管紧缩的状态，肛裂越严重，此紧缩状态越明显。

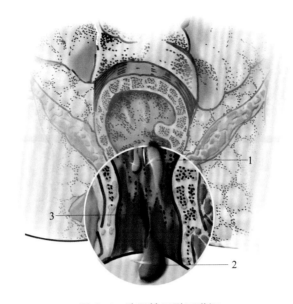

图 4-1　陈旧性肛裂三联征

1. 肛乳头肥大　2. 哨兵痔　3. 肛裂

二、临床分类

根据肛裂的特征和临床表现，分类方法有很多，2006 年中华中医药学会肛肠分会制定的肛裂临床诊治指南中，将肛裂分为三期。

Ⅰ期肛裂：肛管皮肤浅表纵形溃疡裂口，创缘整齐，基底新鲜，色鲜红，触痛明显，创面富于弹性。

Ⅱ期肛裂：有肛裂反复发作史，创缘不规则，增厚，弹性差，溃疡基底部紫红色，或有脓性分泌液。

Ⅲ期肛裂：溃疡边缘变硬，基底色暗红，有脓性分泌液，有肛乳头肥大、哨兵痔、皮下瘘等病理变化。

2012 年美国结直肠外科医师协会修订的肛裂临床诊治指南将肛裂分为早期或急性肛裂和慢性肛裂。早期或急性肛裂表现为肛管黏膜的单纯撕裂，慢性肛裂指症状持续 8～12 周，裂面纤维化，常伴有哨兵痔、肛乳头肥大。

《肛裂临床诊治中国专家共识》（2021 版）中提到根据肛门括约肌压力分为痉挛型（括约肌紧张）、正常（括约肌张力正常）及松弛型（括约肌张力低，常见肛内物反复脱出），有助于指导临床医生评估是否需要手术及采用何种手术方式。

三、诊断

（一）临床表现

1. **疼痛** 疼痛是肛裂的主要症状，具有疼痛-缓解-疼痛加剧周期性疼痛特点。当产生便意时，肛门括约肌活动牵拉裂面，肛门开始感到疼痛。粪便通过肛管时，肛门裂面受到冲击并发生撕裂，产生刀割样、撕裂样或烧灼样疼痛。粪便排出后，肛管压力减轻，疼痛减轻或消失，一般 5 分钟左右，称为疼痛间歇期。由于裂口内神经末梢仍然受到污染物或炎症因子刺激，肛门括约肌会产生持续性痉挛收缩而疼痛，可持续数小时或者更长时间，直至括约肌疲劳无力后肛门松弛，疼痛才逐渐减轻。这样的周期性疼痛可在每次排便时发生。

临床观察发现，肛裂的疼痛程度与裂口的大小和深度有一定的关系。仅为黏膜或皮肤表层裂开时，疼痛以粪便通过肛管时明显，呈一过性撕裂样痛，持续时间短。当裂口深陷暴露肌纤维时，疼痛将非常剧烈，伴随括约肌痉挛时，疼痛持续时间更长，甚至一整天。

2. **便血** 便血也是肛裂的主要症状，出血量可多可少。量少时仅见手纸染血，大便干结努责时，溃疡创面被严重撕裂而出血多。这种带着肛管高压的出血急速而有力，患者甚至能听见血喷射在便器上的声音，并可在便器上见到线状血迹，短期内大量出血可以造成贫血。

便血与疼痛可同时出现，也可仅见疼痛而无便血。曾有研究表明，陈旧性肛裂基底部结缔组织增生、增厚，肛裂表面呈暗红色，组织失去弹性，毛细血管栓塞，这可能是Ⅲ期肛裂便血减少的主要原因。

3. **便秘** 便秘既是导致肛裂的原因之一，也是肛裂带来的不良后果。患者由于惧怕疼痛而尽量避免排便，使粪便逐渐干结，排便时粪便与肛管摩擦力加大，肛管被强力扩张，使溃疡面撕裂，引起更加剧烈的疼痛。这样的恶性循环使肛裂难以愈合，病情加重。另外，由于肛裂基底部及周围组织纤维化，使括约肌弹性减弱，瘢痕增厚，收缩会减小肛管周径而致肛门狭窄，造成排便困难。

4. **瘙痒** 因肛裂引起的肛门瘙痒在临床比较少见。如有并发肛窦炎、肛乳头炎、皮下瘘等刺激肛腺分泌增加，肛周皮肤长时间受到分泌液刺激，可引起皮肤潮湿、瘙痒，严重的可引发肛门湿疹。

5. 全身症状　因剧烈疼痛，可影响患者的夜间睡眠；由于惧怕排便，刻意地减少饮食，出现厌食，影响食欲；便血多，会造成贫血；长期的躯体不适会加重精神负担，出现焦虑、烦躁等心理问题。在女性可造成内分泌紊乱，出现月经不调等。

（二）体征

便时肛门疼痛及肛管裂口是肛裂的重要诊断依据，最可靠的诊断是肉眼下看到裂口，因为肛门痛的疾病很多，鉴别的要点就是是否有裂口。有些较为凹陷的肛门，拨开肛门也很难看到裂口，这时需要用指诊进一步明确诊断，一般裂口处有粗糙感，或裂面凹陷感、边界硬化感，指诊时伴有明显的疼痛。另外，排便时肛门剧烈疼痛需要警惕肛内异物，常见有鱼刺、鸡骨头、枣核嵌在肛门口（图4-2）。指诊是很好的鉴别手段，但检查时动作要缓慢、轻柔，以免尖锐物刺破手指。

肛裂的诊断并不困难，根据患者主诉及有特征性的周期性疼痛，结合肛门的溃疡裂面即可做出诊断。由于患者惧怕疼痛，往往不配合肛门检查，如果裂口距肛缘较远，无法在直视下见到裂口，诊断更需慎重。要考虑功能性肛门直肠痛、肛门感染性疾病的可能，如盲目诊断，会给以后的治疗带来麻烦，甚至引发医疗纠纷。鉴别要点：功能性肛门直肠痛一般无周期性疼痛的特点，可能由排便诱发，但在排便时无疼痛，往往在排便后出现肛门不适，以肛门坠胀、酸胀为主，尖锐性痛少见，肛门痛点定位不明确。

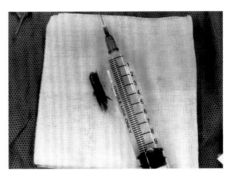

图4-2　从肛内取出的异物（枣核）

另外，肛裂患者多伴有肛乳头肥大，尤其是陈旧性肛裂的炎性增生物多见，因此更不能忽视指诊，以免遗漏诊断。肛管侧方及多发性肛裂这类非典型性肛裂，需排除合并其他疾病的可能性，如克罗恩病、梅毒、结核、HIV感染等（图4-3）。

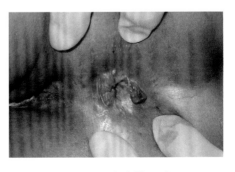

图4-3　多发性肛裂

四、治疗

（一）非手术治疗

适用于早期肛裂，或未接受过任何正规治疗的肛裂患者。慢性肛裂的药物治疗，目前包括局部外用硝酸甘油软膏、肉毒毒素注射或局部钙通道阻滞剂，硝苯地平或地尔硫䓬在急慢性肛裂和儿童肛裂中的应用，其治愈的机会略优于安慰剂。对于成年人的慢性肛裂，所有的药物治疗都远不如手术有效。目前多采用便后温水坐浴，使肛门括约肌松弛，缓解疼痛；栓剂纳肛，起到消炎止痛的作用；软膏涂抹创面，具有抗菌消炎作用，软膏还可以保护创面，减轻排便时对裂面的损伤。如有大便干结，可以配合通便药使大便软化，减少粪便对创面的摩擦刺激。

早期肛裂如能获得及时治疗，保持大便润软通畅，一般都有自愈的倾向。对于未接受过任何治疗的肛裂患者，即使是陈旧性肛裂患者，最好也先行保守治疗，一来可以缓解急性症状，二来也能更严格筛选手术指征，尽量避免不必要的手术。

（二）手术治疗

适用于非手术治疗无效的肛裂。治疗原则：切除溃疡面，松解括约肌。

临床一般采用肛裂切除术和括约肌松解术，肛裂切除术就是切除增生的裂缘、外痔皮赘、肥大的肛乳头等，对肛裂基底部的溃疡面予以切除。括约肌松解术，就是剪断部分括约肌肌束以消除或减轻括约肌的痉挛。

常规先行肛裂切除术，将肛裂溃疡裂面、增生组织及伴发的肛乳头肥大、皮下瘘等病理组织切除后，再做括约肌松解术。由于肛裂多发生在肛门后方，因此切断括约肌的切口多选择在后中偏右侧，即截石位7点位，切断部分内括约肌及外括约肌皮下部，并自创缘右下角向肛外放射状延长切口。若在后中位切开括约肌及扩创，由于引流不满意，坐位时创面所受张力过大，行走时创面容易受到摩擦，这些因素都不利于创面的愈合。在侧方切开及扩创能够克服张力牵拉，为创面闭合提供有利条件。

（三）梁林江肛裂治疗特色

梁林江认为，肛裂基底部的内括约肌痉挛所造成的肛管局部严重缺血，形成了"痉挛-缺血-再痉挛"的恶性循环，同时，陈旧性肛裂迁延不愈，与创面引流不畅和皮下潜在感染有密切关系，这也是肛裂并发皮下瘘的依据所在。因此，解除内括约肌痉挛、避免潜在的感染，成为治疗陈旧性肛裂、减少复发的关键。

梁林江在多年临床中发现，陈旧性肛裂并发皮下瘘时，采用低位肛瘘切开术治疗后，术后疼痛轻，创面愈合不良发生率及肛裂复发率都有明显降低。在这个临床现象的启发下，梁林江改良了侧方内括约肌切开术，结合现代解剖概念，经括约肌间入路，解剖层次更为清晰，组织结构损伤更少。同时，在探针引导下将经括约肌间至后中齿线隐窝处（内括约肌层面）切开，操作更为精准，实现了内括约肌定量切开，不仅适用于单纯性肛裂的治疗，也广泛适用于并发皮下瘘、肛乳头肥大、外痔的陈旧性肛裂，对肛门狭窄的手术治疗也有指导意义。

梁林江强调术前应对肛内再行检查，因为患者在门诊时因肛门疼痛会拒绝肛门指诊，如果深藏在肛内的肛乳头肥大或肛乳头瘤不能被发现而未切除，最终会导致创面长期不愈或者复发。因此，麻醉后再进行充分的肛指、肛镜检查是必须的。同时，通过指诊还能感受肛门括约肌紧张程度，待切除裂面及其他病理组织后，以右手示指伸入肛内，再次感觉肛门的松紧度，一般能顺畅伸入两指即可。陈旧性肛裂反复愈合后，会产生纤维化增生，裂缘增厚，括约肌切开后存在外高内低的阶梯现象，需要向外充分扩创，修剪增生组织，裂口越深，引流切口越长，创面越接近平面，引流越通畅，疼痛减轻，更有利于创面愈合。

梁林江认为，创面的修复与外科医生的操作技术及患者机体状况均有密切关系，影响程度各占一半。肛裂的形成原因中，包含了患者肛门局部供血、括约肌紧张程度等自体因素，而这些因素在术后也影响到创面愈合。我们在临床观察中发现，在肛裂、肛瘘、痔病这三种疾病中，同一部位、大小近似的创面，肛裂创面的修复要慢一些。因此，我们更加关注术后换药，要保证创面平整，引流通畅，肉芽生长正常。另外，保持正常排便也很重要，成形便排出时有扩肛作用，有利于创面引流。有些患者害怕排便时疼痛，不敢吃饭，或者服用润肠药，导致大便量少、稀烂，粪水及粪渣容易稽留于创面，不利于肉芽正常生长。因此，需要关注肛裂患者术后排便情况，既要保证正常排便，又要避免粪便对创面的刺激和损伤，而在换药时要着重观察创面引流是否通畅，定期的指诊是必须的，可以避免创面的假性愈合。

第二节　手术图解

一、肛裂切除术配合肛门括约肌侧切术

病例1

【操作步骤】手术操作如图4-4～图4-6。

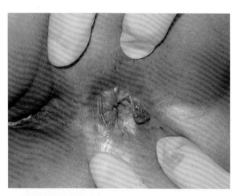

图4-4　肛门检查：后中肛缘皮体垂突明显，肛镜下见后中肛管处有裂口，麻醉后，剥开肛门见外痔上方有凹陷溃疡裂口，溃疡面呈灰白色

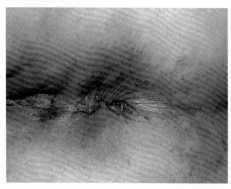

图4-5　行肛裂切除术配合侧方括约肌切断术

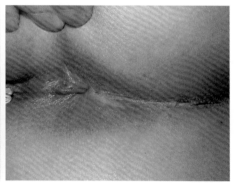

图4-6　术后23日出院

【病例点评】本例为典型的肛裂外痔病例，裂面呈灰白色，为陈旧性肛裂的征象。常规手术是将肛裂两端切开并延长切口，近头端处切断部分内括约肌下缘，远头端切断外括约肌皮下部，整个创面呈内高外低的"V"形坡状面。

　　肛裂的近头端一般不会超过齿线，属于肛管上皮部分。1879 年 Dure 将肛管上皮分为三部分：皮肤、中间带和黏膜带。中间带是皮肤和黏膜过渡区，既无黏膜的特征，又无皮肤的特征，致密而光滑。1896 年 Strond 称中间带为梳状区，又称栉膜带，在齿线与括约肌间沟之间，宽 10～15 mm，其间的上皮即称栉膜。近年来有人认为此带并不存在，而是痉挛的内括约肌下缘；张东铭等报告栉膜带是正常的纤维肌性环，对肛门有括约功能。因此，切断部分内括约肌下缘，对松解括约肌痉挛至关重要。

病例 2

【操作步骤】手术操作如图 4-7～图 4-9。

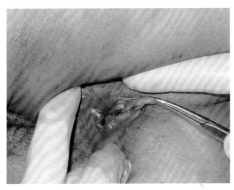

图 4-7　便时肛门疼痛伴便血 2 个月，前、后中肛缘皮体垂突明显，剥开肛门，见前、后中肛管各有一溃疡创面，边缘结缔组织增厚

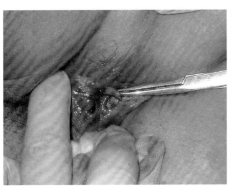

图 4-8　后中裂口上方有肛乳头肥大 1 枚

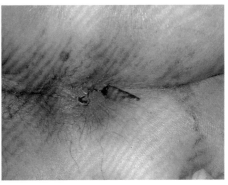

图 4-9　行肛门括约肌侧切术、肛乳头肥大结扎摘除术，并将外痔一并切除，修剪创面使之引流通畅。术后 3 周痊愈出院

【病例点评】对于有多处肛裂的病例，在行括约肌切断时，多取较为深陷的裂口施术，或多在后侧位切断括约肌。其他裂口的处理相对简单，将裂口周围并发的外痔或肛乳头肥大切除，使创面引流通畅即可，而不需每个裂口处都行括约肌切断术。

病例 3

【操作步骤】手术操作如图 4-10～图 4-15。

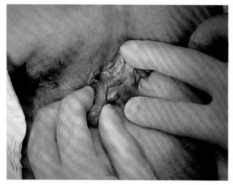

图 4-10　便时肛口疼痛伴有物脱出 3 个月。肛门检查：肛乳头瘤脱出肛外，肛门后中部外痔增生，剥开肛门，见肛乳头瘤与外痔之间的肛管皮肤有一纵形溃疡裂口，裂口边缘组织增厚

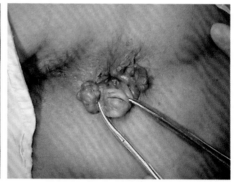

图 4-11　钳夹肛乳头瘤根部

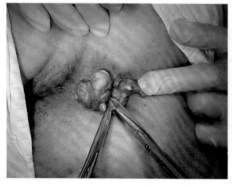

图 4-12　沿钳下剪开组织至顶端

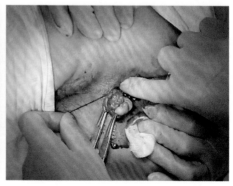

图 4-13　将肛乳头瘤行围绕结扎

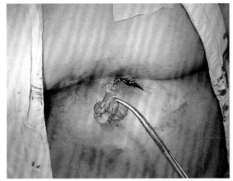
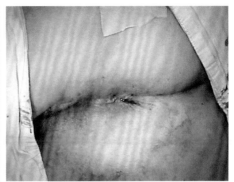

图 4-14 切除肛乳头瘤瘤体部分，在肛门 后侧位行侧方肛门括约肌切断术

图 4-15 手术完毕后肛门外观

【术后处理】肛裂的术后换药与痔病术后换药基本相同，要避免外部创面较深部创面早愈，使深部创面引流不畅，日久不愈，再次形成难愈的创面。这种愈合不良的情况在肛裂术后较多见，这可能与肛裂的发病机制相关。

【病例点评】本例为Ⅲ期肛裂，有典型的三联征，此类肛裂临床多见，治疗关键在于将外痔、肛乳头瘤都清除，创面才能正常，否则将导致肛裂复发。

病例 4

【操作步骤】手术操作如图 4-16～图 4-20。

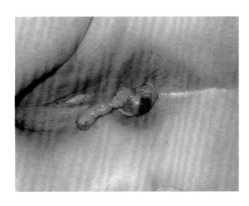

图 4-16 便血伴肛口疼痛有物脱出 2 周，肛门检查见后中肛缘皮体外痔垂突，7 点位内痔黏膜隆突，充血色暗红，痔核根部 6 点位、8 点位肛管部各有一溃疡裂口

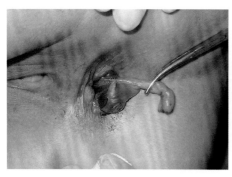

图 4-17　麻醉消毒肛管后，痔核伴肛乳头肥大脱出肛外，痔核两侧黏膜均有撕裂溃疡创面

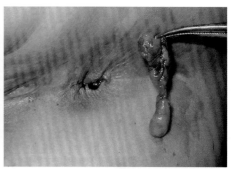

图 4-18　将伴有肛乳头肥大增生的混合痔予以外切内扎处理

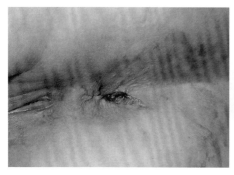

图 4-19　在 7 点位切断外括约肌皮下部及部分内括约肌，松解括约肌，并修剪创面呈 "V" 形开放

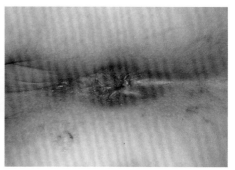

图 4-20　术后 20 日，创面痊愈

【病例点评】国外有人将肛裂分为五类：① 狭窄型肛裂：肛管溃疡疼痛，多伴有肛窦炎，内括约肌痉挛，肛管缩窄，有典型的周期性疼痛，约占肛裂的 2/3。② 脱出型肛裂：由于内痔、肛乳头肥大、直肠息肉等经常脱出肛门，刺激肛管皮肤引起上皮撕裂溃疡，肛管无明显狭窄。③ 混合型肛裂：具有狭窄型和脱出型的两种特点。④ 脆弱型肛裂：肛门周围伴有湿疹、皮炎等皮肤病，引起肛管皮肤脆性变，造成肛管上皮多发性破裂。⑤ 症候型肛裂：由肛门大肠疾病引起的并发症，如克罗恩病、溃疡性结肠炎、梅毒、结核等造成肛管溃疡。该分类法对肛裂的分类较全面、具体，有较好的临床实用性，对手术方法的选择有一定的指导意义。本例肛裂属于脱出型，肛管无明显狭窄，故行括约肌切断时挑取的肌束无需过多。

病例 5

【操作步骤】手术操作如图 4-21～图 4-25。

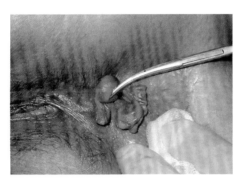

图 4-21　便时肛门疼痛 3 个月，肛门检查（截石位）：7 点位、12 点位肛缘皮体垂突，7 点位外痔上方见一溃疡性裂口，裂口上方有肛乳头肥大 1 枚，努责后可脱出肛外，溃疡面色灰白，已有部分纤维化。12 点位内痔隆突

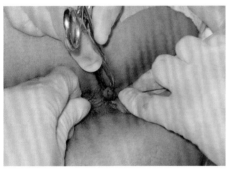

图 4-22　将 7 点位肛乳头肥大予以结扎摘除，结扎方法同内痔处理。切除皮体外痔

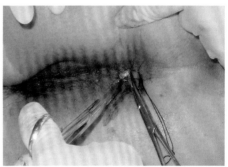

图 4-23　再将 12 点位混合痔予以外切内扎处理

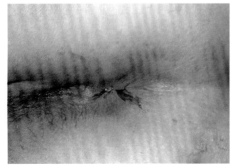

图 4-24　将 7 点位、12 点位创面向外延长，并在 7 点位行侧方括约肌切断术，修剪创缘使创面平整，充分开放

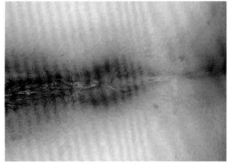

图 4-25　术后 34 日创面痊愈，出院

【病例点评】本病例为典型的Ⅲ期肛裂，伴有肛乳头肥大及哨兵痔。这类肛裂由于长期慢性炎症刺激，造成栉膜带增厚，括约肌弹性减弱，治疗须采用括约肌切断术，解除括约肌痉挛。肛裂多发生在后中，为减少创面，往往经裂口直接切断括约肌。为避免创面"锁洞"样变，切口宜偏向5点位或7点位。梁林江行括约肌切断术时，主张"小裂口，大创面"，不仅切断部分内括约肌，外括约肌皮下部也予切断，并将瘢痕结缔组织一并切除，使得创面呈坡状，引流更为通畅。

病例6
【操作步骤】手术操作如图4-26，图4-27。

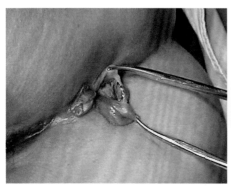 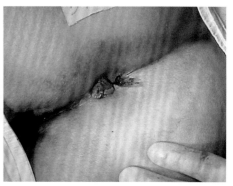

图4-26 肛门后中外痔垂突，包裹溃疡 裂面

图4-27 行肛裂切除术配合肛门括约肌侧切术，术后创面平整，3周后痊愈出院

【病例点评】该病例的裂口在括约肌间沟以下，由于被皮赘包裹，患者检查时不配合，有可能在门诊检查时看不到病灶所在。对于该类肛裂，手术时外括约肌皮下部切开更多，外部创面引流要充分，呈坡状由内向外倾斜。术后换药需要沿创面底部向肛内涂抹，避免肉芽增生。

病例7
【操作步骤】手术操作如图4-28～图4-30。

【病例点评】本病例是一个比较典型的肛裂伴肛乳头瘤病例，手术步骤明确，先行肛乳头瘤结扎摘除，再处理肛裂，一并修剪增生组织。

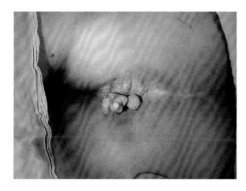

图 4-28　便时肛门疼痛伴有物脱出 2 年，肛门检查（截石位）：1 点位肛缘皮体垂突，外痔上方见一溃疡性裂口，肛镜观察 2 点位肛内见肛乳头瘤 1 枚

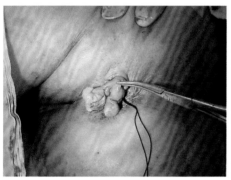

图 4-29　将肛乳头瘤予以结扎摘除处理，将 1 点位肛裂予以扩创，并切断外括约肌皮下部及部分内括约肌，切除创缘多余外痔皮瓣，修剪创面呈"V"形开放

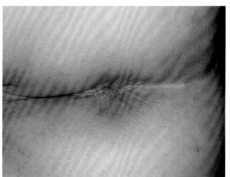

图 4-30　术后 18 日，创面痊愈

病例 8

【操作步骤】手术操作如图 4-31～图 4-36。

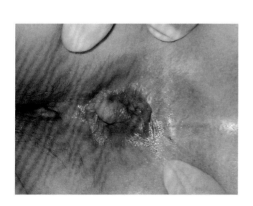

图 4-31　便血伴肛口疼痛有物脱出 3 周。肛门检查见后中肛缘皮体外痔垂突，6 点位肛管部见有一陈旧性溃疡裂口，裂口深凹，基底部色灰暗。裂口上方深部伴有肛乳头肥大 1 枚，11 点位混合痔

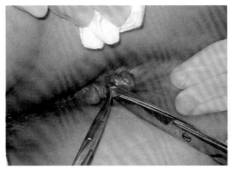

图 4-32　钳夹肥大肛乳头，沿止血钳剪开基底部组织

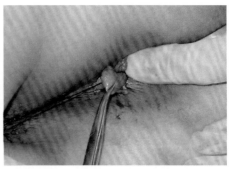

图 4-33　以丝线将肛乳头围绕结扎，并剪去游离端

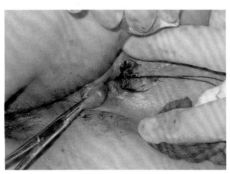

图 4-34　将溃疡面向肛外适当扩创，切断部分内括约肌，切除溃疡裂面及外痔，修剪创缘，再将 11 点位混合痔行外切内扎处理

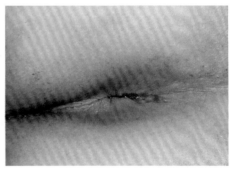

图 4-35　修剪完毕后肛门外观

【病例点评】本例患者常年忍痛，不敢手术，致裂口越来越深，症状也越来越重。肛裂难以自行愈合的最根本原因就是裂口引流不畅及括约肌痉挛，所以肛裂的治疗原则就是要松解括约肌，使裂面引流通畅。换而言之，裂面不是很深，引流尚通畅的肛裂还是有自愈可能的，治疗

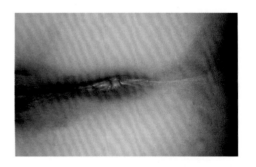

图 4-36　术后 3 周痊愈出院

首选非手术方式。对于有病理性增生的肛裂则以积极手术为佳，不能因患者惧怕手术而拖延治疗，反而给患者带来更多痛苦。

病例 9

【操作步骤】手术操作如图 4-37～图 4-41。

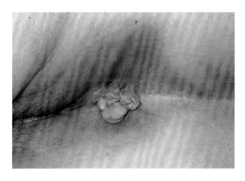

图 4-37　自然状态下，前后肛缘皮体垂突明显，11 点位痔核脱出，肛门检查见肛周一圈结缔组织性外痔垂突，11～12 点位痔核伴肛乳头肥大，相连处呈环状，11 点位根部有溃疡裂口，内痔黏膜一圈相连，其中以 1 点位、5 点位、7 点位、11 点位为甚

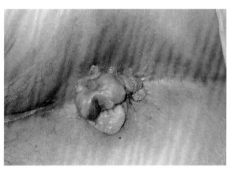

图 4-38　麻醉后，11～1 点位痔核伴肛乳头瘤脱出，11 点位痔核根部见有黏膜撕裂创面，见有出血点

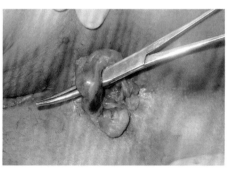

图 4-39　提起 11～12 点位痔核，发现痔核呈桥样跨越于 11 点位、12 点位

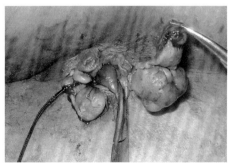

图 4-40　将 11 点位肛乳头瘤予以结扎摘除，再将 1 点位、7 点位、11 点位混合痔行以外切内扎处理

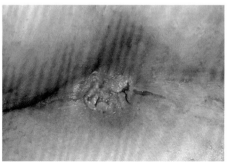

图 4-41　在后中偏右做减压引流切口，并切断外括约肌皮下部及部分内括约肌，修剪创缘后，手术结束。术后 26 日痊愈出院

【病例点评】本例 11～12 点位痔核及肛乳头瘤的生长形态很少见，另有多处痔核隆突，手术操作有一定难度。这类肛裂多因增生物反复进出肛门时对根部黏膜的强力牵拉所引发，患者疼痛剧烈，便血较多。本例伴有痔核较多，多处结扎后有造成肛口管径缩小的可能，故切断部分括约肌既可松解括约肌以缓解括约肌痉挛，也起到扩肛的作用。

二、探针导引内括约肌侧切术

梁林江通过长期临床实践发现，并发皮下瘘的陈旧性肛裂运用单纯性肛瘘切开术式治疗，术后疗效更为确切，较未并发皮下瘘者术后复发率低。在此临床观察基础上，他进一步改进手术方法，经括约肌间入路，在探针导引下行内括约肌侧切术，松解肛门。

【操作步骤】手术操作如图 4-42～图 4-49。

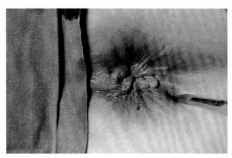

图 4-42 在截石位 6 点位偏右侧括约肌间处，以尖头手术刀向肛门方向挑破皮肤，切口长约 3 mm

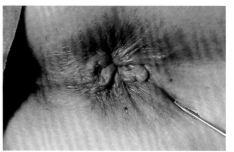

图 4-43 再将平头探针与皮肤夹角 20° 倾斜，由切口向 6 点位齿状线隐窝方向轻柔探入

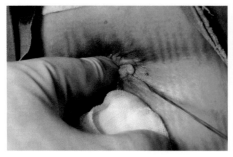

图 4-44 同时以左手示指伸入肛内，于 6 点位齿状线处做引导，触摸缓慢探入的探针顶端

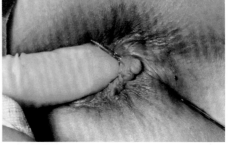

图 4-45 确定探针位置在齿状线隐窝黏膜最薄弱处穿出，或在挂钩辅助下顶穿黏膜

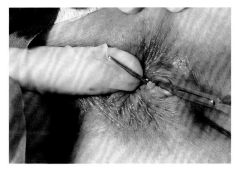

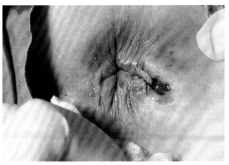

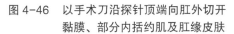

图 4-46　以手术刀沿探针顶端向肛外切开　　图 4-47　部分内括约肌切断后，肛门得到
　　　　　黏膜、部分内括约肌及肛缘皮肤　　　　　　　　松解

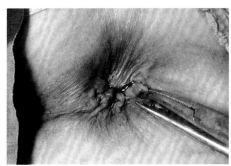

图 4-48　将裂面周围增生的结缔外痔或其　　图 4-49　根据裂口深度向肛外延长引流创
　　　　　他增生物一并切除　　　　　　　　　　　　　面，并呈"V"形开放

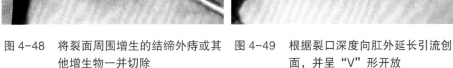

【操作要点】① 手术路径：探针自括约肌间层面进入内括约肌，由后中齿线隐窝处探出，解剖层次更为清晰，能够定量切断内括约肌，组织结构损伤更少，操作更安全。② 括约肌切开要点：切开括约肌的深度需根据肛门窄紧度或括约肌肥厚度而定，若指诊时发现肛门紧张，括约肌肥厚，切开深度可大些，狭窄严重者可沿探针穿出路径行内括约肌挂线处理，可有效减少肛门不完全性失禁及创面出血的风险。③ 术后换药：在陈旧性肛裂的治疗过程中，手术固然重要，术后换药也很关键。合理应用中医药能够加速创面愈合，减轻术后出血、排便困难等并发症。换药时要着重观察创面引流是否通畅，有无假性愈合等。保持大便通畅，避免排便对创面的刺激和创伤。

（柳瑞瑞，钟盛兰，徐浩，罗天白）

--- 参 考 文 献 ---

［1］丁义江,皇甫少华,丁曙晴.肛裂临床诊治指南(第三次修订)［J］.中华胃肠外科杂志,2013,7:689-690.

［2］钟盛兰,张伟,耿润毅,等.探针导引改进内括约肌切开术治疗陈旧性肛裂的临床观察［J］.结直肠肛门外科,2018,S1:25-28.

［3］贺平,庞晓健.近年肛裂治疗方法探讨［J］.结直肠肛门外科,2010,5:330-332.

［4］Cross KL, Massey EJ, Fowler AL, et al. The management of anal fissure: ACPGBI position statement［J］. Colorectal Dis, 2008, 10(Suppl 3): 1–7.

［5］Eisenhammer S. The evaluation of the internal anal sphincterotomy operation with special reference to anal fissure［J］. Surg Gynecol Obstet, 1959, 109: 583–590.

［6］Shafik A. A new concept of the anatomy of the anal sphincter mechanism and the physiology of defecation XV chronic anal fissure: a new theory of pathogenesis［J］. Am J Surg, 1982, 144(2): 262–268.

［7］中国医师协会肛肠医师分会临床指南工作委员会.肛裂临床诊治中国专家共识(2021版)［J］.中华胃肠外科杂志,2021,24(12):1041-1047.

第五章

肛门直肠周围脓肿

第一节 概　述

肛门直肠周围脓肿是指发生在肛管直肠软组织内或周围间隙内的急性化脓性感染，并形成脓肿，简称肛周脓肿。《肛周脓肿临床诊治中国专家共识》（2018 年版）提出，肛周脓肿的定义取决于脓肿发生的解剖间隙，可由致病菌感染引起，也可继发于克罗恩病、溃疡性结直肠炎、肛裂、肿瘤、药物注射及肛周皮肤感染或损伤等。本病起病急，疼痛剧烈，同时可伴有高热等全身症状，常需急诊手术治疗。任何年龄段均可发病，以 20～40 岁的青壮年多发，男性多于女性。本病在中医被称为"肛痈"，主要因感受外邪，入里化热，壅滞气血，肉腐成脓，或湿热内生，蕴结肛门而致。

一、病因病理

（一）病因

1961 年 Parks 提出的肛腺感染学说仍然是肛周脓肿比较公认的病因。他认为肛腺提供了感染的入侵门户，感染源经肛腺导管进入括约肌间隙，形成括约肌间原发脓肿，并在括约肌间隙沿着阻力最小的方向蔓延传播，这也是为什么几乎所有复杂性脓肿或瘘管在括约肌间隙都会有延伸的原因。

肛腺开口于肛隐窝，腺体穿越内括约肌，最远止于括约肌间隙。肛隐窝一般呈闭合状态，当发生腹泻时，稀粪容易进入并积存在肛隐窝中引起肛隐窝炎；或因排便时干粪擦伤肛瓣导致隐窝炎。肛隐窝发生感染后，炎症可通过肛腺导管蔓延至肛腺引起肛腺炎。正常情况下，肛腺内的炎性分泌液可经肛腺导管由肛隐窝排出，若肛腺组织发育异常，或炎症刺激等因素引起的内括约肌痉挛压迫肛腺管，导致肛腺管闭塞，肛腺分泌物排出受阻，使肛腺呈囊状膨大，然后在肌间隙形成脓肿，并向周围间隙扩散。

肛周脓肿和肛瘘是同一疾病的不同阶段，肛周脓肿属于急性期，肛瘘属于慢性期。研究表明，30%～70% 的肛周脓肿切开引流后会形成肛瘘。也有研究认为肛周脓肿继发肛瘘的发生率并没有那么高，2017 年英国一项基于人口学的研究提出，只有 17.2%（27349/158713）的肛周脓肿患者接受单纯切开引流后形成肛瘘，但其纳入的病例大多数患者可能并不属于肛周脓肿范畴，故其结论需进一步探索明确。

另外，肛腺的发育和功能受人体性激素调节，随着年龄的变化，性激素也会有相应变化，导致肛腺的增生或萎缩。因肛周脓肿主要由肛腺感染引发，所以性激素的变化也会影响到肛周脓肿的发病率。新生儿或婴幼儿体内雄激素水平高，使新生儿肛腺特别发达，若感染则易患肛周脓肿；青春期体内的性激素分泌活跃，致肛腺发育增生，到成年后发病率又有所上升，故在这两个年龄段发病率较高。老年期雄激素水平降低，肛腺也随之萎缩，所以肛周脓肿发生率低。从性别差异上看，男性的发病率较女性高，也与性激素的影响密切相关。

肛门直肠周围脓肿最常见的致病菌是大肠杆菌、金黄色葡萄球菌、绿脓杆菌、产气荚膜杆菌、变形杆菌、结核杆菌和其他厌氧菌。其特点是肠源性、多菌性和厌氧菌高感染率。多见以混合感染为主，其次是单纯需氧菌中大肠埃希氏菌、变形杆菌和链球菌；在厌氧菌中以厌氧性球菌、放线菌和优杆菌较多。

（二）病理

肛门直肠周围脓肿的病理过程主要分三期。

1. **炎症浸润期** 局部小血管扩张，造成炎性充血和淤血，通透性增高，发生炎性水肿致局部肿胀。局部肿胀压迫末梢感觉神经，炎症区某些化学物质的作用都可导致局部疼痛。由以上各因素引起局部红、肿、热、痛的临床症状。

2. **化脓期** 由于大量中性白细胞的浸润，并发生变性、坏死，坏死组织中被中性白细胞或坏死组织产生的蛋白水解酶液化，形成脓液。脓液一般由变性坏死的中性白细胞、液化的坏死组织、少量浆液、纤维素和病原菌组成。在化脓期，以中性白细胞增多为主，严重时可出现白细胞核左移。

3. **破溃期** 由于浸润的白细胞和组织发生坏死、溶解、液化，在局部形成充满脓液的囊腔。小的脓肿可自行吸收；大的脓肿可由皮肤破溃或需要切开排脓。脓溃后，脓腔逐渐由增生的肉芽组织所代替。

如未能自溃或及时切开排脓而形成慢性脓肿，脓肿周围被增生的肉芽组织包裹，形成脓肿膜。当脓肿继续发展，脓肿膜内层不断有白细胞渗出和组织坏死，使脓液增多，致脓腔压力增大，继而向皮肤穿溃，形成瘘管。

二、临床分类

（一）根据最后结局，可分为非瘘管性脓肿和瘘管性脓肿

1. 非瘘管性脓肿 凡与肛窦、肛腺无关，最终不形成肛瘘的，均属非瘘管性脓肿。

2. 瘘管性脓肿 凡由于肛窦、肛腺感染，最终形成肛瘘的，属于瘘管性脓肿。

（二）根据病位分类，可分为低位脓肿和高位脓肿

1. 低位脓肿 包括肛周皮下脓肿、低位括约肌间脓肿、坐骨直肠间隙脓肿、肛门后间隙脓肿、低位马蹄形脓肿。

2. 高位脓肿 包括直肠黏膜下脓肿、高位肌间脓肿、骨盆直肠间隙脓肿、直肠后间隙脓肿、高位马蹄形脓肿。

其中肛周皮下和坐骨直肠窝脓肿较为常见，而括约肌间、肛提肌上及直肠黏膜下的脓肿相对较少（图5-1）。

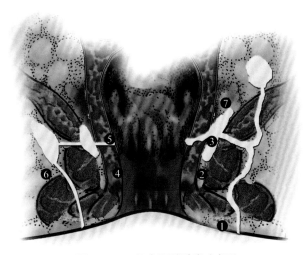

图5-1 肛门直肠脓肿发生部位

1. 肛门周围皮下脓肿 2. 低位括约肌间脓肿 3. 高位肌间脓肿 4. 低位黏膜下脓肿 5. 直肠黏膜下脓肿 6. 坐骨直肠间窝脓肿 7. 肛提肌上脓肿

（三）根据感染病菌分类，可分为非特异性脓肿和特异性脓肿

1. 非特异性脓肿　多见，多由大肠杆菌、葡萄球菌、链球菌等混合感染所致。

2. 特异性脓肿　较为少见，如结核性脓肿。

三、诊断

肛周脓肿的诊断通常是基于患者的病史和体格检查。

（一）病史收集

患者主诉以肛周硬结肿痛为常见，也有无明显肿痛而仅有硬结发现求诊者，有部分患者脓肿已自行破溃而至专科检查，以求明确诊断。肛周脓肿诊断的关键在于判断脓肿部位及脓液是否成熟，这与治疗方式的选择密切相关。另外，既往肛门直肠手术、消化道、泌尿生殖系统等疾病询问也必不可少，以明确原发疾病及进一步会诊方案。

（二）症状与体征

1. 局部症状　一般都以肛门周围硬结轻微疼痛为初起症状，或感肛内有坠胀感，随之疼痛加剧，硬结范围可逐渐扩大，触痛明显，肤温增高。深部脓肿早期局部症状不明显，肛周皮肤颜色及温度无明显变化，到后期脓液大量蓄积时，可出现严重的肛门疼痛或坠胀感，行坐困难。如直肠后间隙脓肿，直肠内有明显的坠胀感，骶尾部酸胀疼痛，由于疼痛和脓肿对会阴部神经的压迫、刺激，可以造成小便不利，大便排出困难。

2. 全身症状　浅表脓肿很少发热，或微热感，深部脓肿可出现高热，如在高位坐骨直肠间隙形成的脓肿，也可能表现为会阴、下背部或臀部的疼痛。

3. 局部体征　肛门局部红肿，颜色以肿块中央颜色最深，初起时为深红色，后期可为暗紫红色，颜色向周围延伸，逐渐变浅，红肿处皮肤可有隆起，肤温升高。局部触有硬结，质硬，压痛明显。成脓后触痛可减轻，皮色光亮，硬结中央有软陷，触及波动感。若脓液从肛周皮肤自行穿溃，可见有开放外口，自肛内溃破的，有脓液自肛内流出，有时在排便时溃破，粪便中见有脓液。指诊肛内，在齿线处有时可触及凹陷硬结，或有触痛。

根据脓肿部位不同，局部体征有不同表现。坐骨直肠窝脓肿，肛内指诊可及患侧饱满，有明显的压痛，直肠黏膜下脓肿可以发现隆突而有触痛的包

块。肛提肌上脓肿在肛内可触及患侧直肠壁隆起硬块，有明显的压痛和波动感；直肠后间隙脓肿在直肠后方肠壁可触及隆起，有触痛及波动感。另外，肛周及会阴部检查应包括寻找手术瘢痕、肛门直肠畸形、肛周克罗恩病的征象，以及瘘管外口的存在，以丰富疾病画像的细节。

4. 辅助检查

（1）血常规：白细胞及中性粒细胞可有不同程度的增高，C反应蛋白数值升高，提示感染的存在，并处于进展中。

（2）影像学检查：2016年美国结直肠协会修订的《肛周脓肿、肛瘘和直肠阴道瘘临床诊治指南》指出电子计算机断层扫描（CT）、超声、磁共振成像（MRI）或瘘管造影对于诊断隐匿性脓肿、复发性肛瘘以及克罗恩病肛周病变是有效的。MRI对于肛周脓肿及其瘘管的诊断优于CT。其中直肠腔内超声、MRI的准确率分别为91%、87%，以上两种诊断方法联合使用可提高诊断肛瘘的准确性。

（3）脓腔穿刺：在磁共振未使用之前，脓腔穿刺是脓肿协助诊断的方法之一。注射器针头自脓肿最高点，或者压痛最明显处刺入脓腔，通过回抽液性质判断是否有脓液。目前，已被磁共振检查替代，但在没有条件做磁共振的基层医院，这项诊断技术还是适用的。

（三）梁林江辨脓经验

辨脓是肛周脓肿诊断中最为重要的一个环节，它决定了切开引流的最佳时机。在2018版专家共识中提到，一旦诊断为肛管直肠周围脓肿应及时切开引流，不管有没有成脓（有无波动感），脓肿没有及时引流会播散引起周围间隙的感染和全身感染。梁林江经验认为，切开引流是毋庸置疑的，但需要准确判断切开的时机，才能最有效地控制感染扩散，辨脓是中医外科学中非常重要的诊断技能。

1. 发病时间 梁林江认为患者主诉的发病时间是判断成脓与否的重要临床参考依据，一般起病5～7日脓成。中医认为，脓肿以"快熟快透"为顺证。有些脓肿被丰厚的肌肉覆盖，或者发生于肛周高位间隙，从肛外皮肤表面很难触及脓肿的波动感，不易"快透"。医生往往认为脓尚未成熟，继续使用抗生素，或者延迟切开引流，因此会错过最佳的治疗时间，使脓液扩散至更深的间隙，增加了后续肛瘘治疗的难度，也会造成更大的创伤。所以，掌握成脓的时间至关重要，再结合硬结疼痛、按压感觉的变化，可提高脓肿诊断的准确性。

2. 局部触诊　肛周脓肿成脓的表现是，脓肿顶端皮肤有饱满感，按压时顶部软陷，抬指后皮肤会恢复到原来的隆起状态，皮下有液体移动感，即波动感。《疡科纲要》有载："辨之之法，漫肿不束，按之皆坚，痛势未甚者，脓未成也。若按之已痛，而以指端重按一处，其痛最盛者，其中必已成脓……不甚高突者，则必以指尖细按，果有一点已软，即为成脓之证。苟已有脓，则早一日泄毒，即少一步内攻。"有些脓肿发生于肌肉深部，强行切开会造成出血过多，中医外科通过"箍围"的方法，"外必以围药束其四周，而内服透达之剂提脓外达。一二日而其肿较高，其脓较浅，再按之而指下已软，可以奏刀矣"。通过局部外敷及口服中药的方式，将深部的脓液通透到皮下浅部，此时切开则出血少，脓液引流更通达。梁林江认为，这是中医的智慧和特色所在，能更快地控制病情，减少创伤。

四、治疗

肛周脓肿应积极进行治疗，未成脓前以局部及全身治疗为主，一旦成脓，应及时切开排脓。确定切口的位置很重要，这关系到后续形成肛瘘的类型，尤其是对于肛提肌上这类高位且复杂的脓肿，应先明确其来源，遵循括约肌保护原则，选择合适的手术入路进行排脓。① 盆腔来源的脓肿，应积极治疗盆腔的原发疾病，如果经坐骨直肠窝引流肛提肌上脓肿，则会人为造成括约肌外型肛瘘形成。② 由高位括约肌间扩展的脓肿，可以安全地经直肠内引流；如果切开坐骨直肠窝经肛提肌引流，则会不可避免地形成一个括约肌上型肛瘘，大大增加了后续的治疗难度。③ 由于经括约肌瘘穿破肛提肌进入盆腔而形成的脓肿，这种情况就必须是经坐骨直肠窝进行引流而不是直肠内引流，否则就会形成括约肌外瘘，这种瘘管治疗起来难度更大，可能需要进行临时性的结肠造口。所以对于肛提肌上脓肿，应先明确其脓肿来源，并选择合适的手术方式进行治疗，以免增加后续肛瘘的治疗难度。

中医认为，肛痈多以湿热为因，故治疗需祛除"湿"与"热"。抗生素在中医范畴属寒凉之品，尚可祛"热"，而无以化"湿"，药性之寒更使"湿"聚难消，内脓难以透托变为伏邪，局部可及难以消散之硬结、包块。湿郁久化热，每遇正虚邪侵，难免肿痛又作，或向深部蔓延，使病情加重，预后不佳。故在无明显高热、肿势局限时，不主张抗生素治疗。

梁林江认为，酿脓期时，患者的痛苦最大，尤其是范围大，位置深的脓肿，坚肿不软，这个过程可持续 1 周或 10 日以上。配合中药托毒透脓，让脓肿消散或成脓，可以缩短这个发病过程。在无明显的全身症状出现时，不主张抗生素保守治疗，以免内脓难以透托，局部形成硬结，无法消散，日后难免复发，或向深部蔓延，使病情加重，预后不佳。故主张尽量促进成脓，行切开引流术。

切排口一般选择脓肿中心位置或波动明显处，做放射状或弧形切口，切口长度与脓肿软陷区域长径略相等。注意点：① 切口尽量避开正中线，偏左或偏右，避免损伤肛尾韧带。② 切口选择要离开肛门至少 2 cm 的部位，可以减少对括约肌的损伤，若脓肿距肛门很近，选择在脓肿范围内距肛门最远处切开。③ 大范围的脓肿，可以做多个切排口，以引流通畅。④ 脓腔壁是抑制炎症扩散的屏障，不宜切除过多。⑤ 脓腔内组织较疏松，不宜过度搔刮，以免出血过多。

脓腔切开后需要保持开放状态，表浅的脓腔一般在 1 周左右逐渐闭合，深而大的脓腔一般需要引流 10 日至 2 周，脓腔内可放置引流条，防止脓腔过早闭合，但亦不可放置过久，影响管道内自行修复。

第二节　手术图解

肛周脓肿切开排脓术

病例 1

【操作步骤】手术操作如图 5-2～图 5-4。

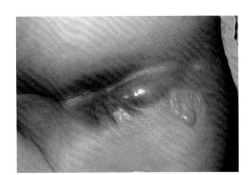

图 5-2　右后肛旁皮肤隆起，光亮，周围皮肤水泡为自行照射频谱后烫伤所致

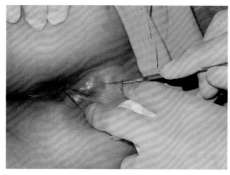 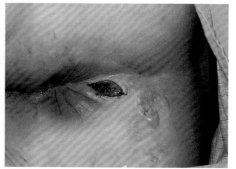

图 5-3 在脓肿最为软陷处切开皮肤　图 5-4 将切排口修剪成菱形

病例 2

【操作步骤】手术操作如图 5-5～图 5-7。

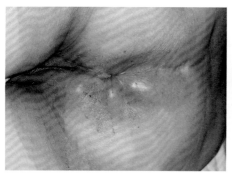 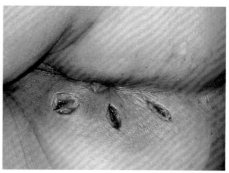

图 5-5 肛门右侧皮肤隆起，皮色光亮，硬　图 5-6 在截石位 7 点位、9 点位、11 点
　　　　结范围约 5 cm×7 cm，触痛明显　　　　　位做放射状切口

【术后处理】脓腔尚有脓腐时，以九一丹换药，待脓净后，以生肌散换药。若切排后，局部疼痛仍很剧烈，要及时检查是否有未切开的脓腔存在。

【病例点评】肛周脓肿局部麻醉方式，一般在切排口及周围皮肤皮下注射麻醉剂，注意针头不能刺入脓腔，以防针头受污染，引起医

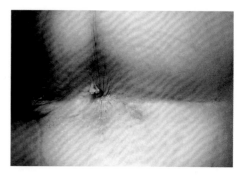

图 5-7 切排术后 2 周，脓腔封闭，硬结
　　　　基本消失，切排口愈合

源性感染。本症因脓腔范围大，单一处切开，脓液恐排出不尽，故取多处切排口。

病例 3

【操作步骤】手术操作如图 5-8，图 5-9。

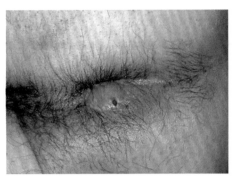 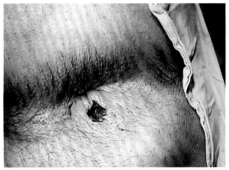

图 5-8　右侧肛旁脓肿，皮肤隆起，皮色　　图 5-9　切开排脓后，修剪创缘使脓腔引
潮红，压痛明显，有波动感　　　　　　　　　　　流通畅

【病例点评】脓腔范围越大，其切口相应也要扩大，于脓肿顶端将皮肤"十"字切开，再修剪皮瓣，使切口充分开放。

病例 4

【操作步骤】手术操作如图 5-10～图 5-12。

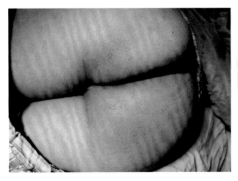 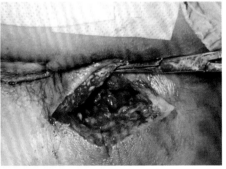

图 5-10　右侧臀部皮肤潮红，皮下硬结　　图 5-11　经硬结软陷处切开皮肤至脓腔，
由肛缘向外扩展，以右后方触痛　　　　　　　　排出大量脓液，脓腔通入右侧坐
明显　　　　　　　　　　　　　　　　　　　　　骨直肠窝

【病例点评】该病例脓腔范围广泛，以放射状切口难以将脓腔完全开放，若引流不畅，将影响脓腔深部的修复，造成更高位的复杂性肛瘘。故本例采取弧形切口，将脓腔充分开放，尤其是皮下部分的空腔，希望通过一次切开愈合，从而缩小肛瘘侵犯范围。

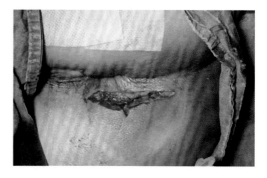

图 5-12　剔除脓腔内腐肉，弧形切口将脓腔皮下间隔完全切开

（柳瑞瑞，钟盛兰，赵苡，张伟）

------- 参 考 文 献 -------

[1] 中国医师协会肛肠分会指南工作委员会.肛周脓肿临床诊治中国专家共识（2018版）[J].中华胃肠外科杂志,2018,21（4）:456-457.

第六章

肛乳头肥大

第一节　概　述

　　肛乳头肥大是肛乳头因粪便或慢性炎症的长期刺激发生的重度纤维化增生，肛乳头增大变硬，又称肛乳头状纤维瘤，是一种肛门常见的良性肿瘤。肛乳头肥大初起时如芝麻粒大小，可逐渐增大至脱出肛外的带蒂瘤样增生物，可单独生长，亦可丛状聚生。肛乳头肥大长期存在于体内，有恶变倾向，多主张早期手术治疗。

一、病因病理

　　肛乳头肥大是一种炎性增生性病变，多由慢性肛乳头炎发展而来，而肛乳头炎多伴有肛窦炎。肛窦的形态结构是产生肛窦炎的解剖因素，由于肛窦呈漏斗状，窦底朝下，粪便或异物容易进入，污染物积存其中，堵塞窦口。肛窦内粪便的发酵分解有利于细菌侵入和繁殖，导致肛窦发生炎症反应，出现水肿及渗出液增多，有的自行消散，有的形成慢性炎症。

　　炎症向外扩散至肛腺周围，肛腺和肛瓣受累，刺激齿状线的排便感受器，使大便次数增多。慢性炎症刺激再加上粪便的反复摩擦，使肛乳头发生纤维增生，增大肥厚，形成肥大的肛乳头，异常增大者可脱出肛外。

二、临床表现

　　1. 急性炎症期　肛门不适、疼痛、潮湿，时有排便不尽感、下坠感或异物感。排便时肛门有灼热感或灼痛感，有时较剧烈，当外括约肌受到刺激时，疼痛感可加重，甚至向臀部、腰部及下肢放射。粪便中可带有黏液，有时混有血液。分泌液外溢刺激肛周皮肤，可出现肛门瘙痒。肛镜检查：肛窦或肛乳头色红、充血、水肿，有触痛。

2. 慢性炎症期　肛门内有异物感、下坠感，疼痛感可减轻，分泌液减少，排便后肛门可有短暂的微痛或不适。病程多较长，可伴有肛门湿疹。肛镜检查：肛乳头色灰白，肥大增厚。

3. 纤维增生期　由长期的慢性炎症刺激发展而来，肛乳头增大肥厚，可脱出肛外，单发或多发，大小不等。肥大的肛乳头表面覆有上皮，色灰白，质硬。巨大的肛乳头反复脱出肛门，牵拉黏膜、皮肤，会造成黏膜破损、撕裂，形成肛裂。

三、诊断

根据临床症状及体征，结合检查可做出诊断。临床上，肛乳头肥大在外形上有很大差异。肛乳头肥大需与直肠息肉相鉴别：直肠息肉多发于直肠中、下段，蒂小而长，顶部多呈球状，覆盖黏膜，色鲜红，质软不痛，触之易出血。肛乳头肥大生长在齿线附近，顶部多呈锥形，覆盖上皮，色灰白，质硬，不易出血，多见于成人。肛乳头肥大的出现在一定程度上提示肠道环境不良，存在慢性炎症迹象，建议患者做肠镜检查，以尽早发现肠道黏膜病变。虽然目前尚未有文献或循证医学依据证明肛乳头肥大与肠道疾病的相关性，但是科学研究往往滞后于临床发现。因此，我们提出大肠癌筛查应注重肛门炎性病变，这将有助于更早地预防和发现肠道疾病。

四、治疗

1. 保守治疗　初起的肛乳头肥大无明显症状，经半年或1年复查体积无明显变化者，不需要特别治疗，定期随访即可。但肛乳头肥大的出现已经提示肠道环境不良，所以需要通过调整饮食结构，避免诱发因素，如便秘、腹泻等，改善肠道环境，减少肛乳头受炎症刺激，减缓肛乳头增大的速度。建议肠镜检查排除肠道内息肉、炎症。

2. 手术治疗　肛乳头肥大的手术方式有电灼术、结扎术、切除术、结扎切除术，根据肛乳头大小、蒂长选择使用。1～2 mm 芝麻粒大小的肛乳头肥大可以电刀直接烧灼，2～3 mm 米粒样大小的直接切除，肛乳头瘤样增生，蒂长或粗大者多行结扎摘除术，尤其是蒂深而大的，不能直接切除，以免造成大出血。对于多发性的肛乳头肥大，切除时要注意保留肛管皮肤，避免肛门狭窄。

第二节　**手术图解**

肛乳头瘤结扎摘除术

病例 1

【操作步骤】手术操作如图 6-1，图 6-2。

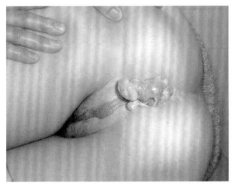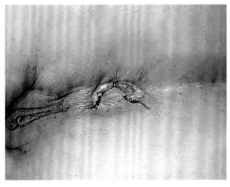

图 6-1　患者每次便后肛口有物脱出，若不及时回纳则疼痛明显，伴有少量便血。肛门检查：截石位 7 点位、11 点位痔核伴肛乳头瘤，7点位肛乳头瘤根部有撕裂口，可见黏膜下肌层

图 6-2　手术将 7 点位、11 点位痔核伴肛乳头瘤予以结扎摘除，并向外放射状延长 7 点位、11 点位创面，修剪创缘使创面引流通畅

【病例点评】临床上肛乳头瘤伴肛裂的病例常因某一症状或体征特别明显而掩盖了另一疾病的体征，常见的有裂口隐藏在肛乳头瘤根部，因患者疼痛不能配合检查而被忽略，或肛乳头瘤回纳肛内后，位置很深未被检查出来而在手术中被遗漏。故在术中还要仔细检查，以免遗漏病灶。

病例 2

【操作步骤】手术操作如图 6-3，图 6-4。

病例 3

【操作步骤】手术操作如图 6-5，图 6-6。

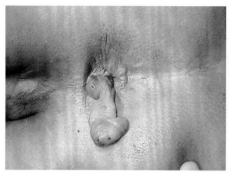

图 6-3 截石位 7 点位肛乳头瘤脱出肛外

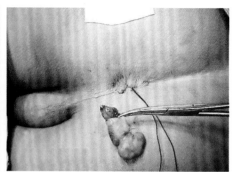

图 6-4 行肛乳头瘤结扎摘除术

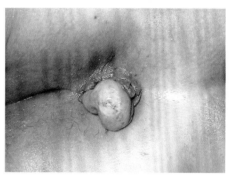

图 6-5 截石位 9 点位肛乳头瘤脱出肛外

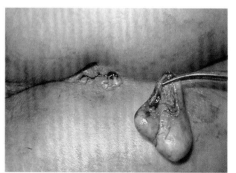

图 6-6 行肛乳头瘤结扎摘除术

病例 4 病例情况如图 6-7，图 6-8。

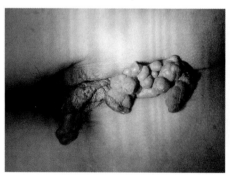

图 6-7 多发性肛乳头瘤：本例肛乳头瘤呈葡萄样成串赘生，在大阴唇处也有类似赘生物

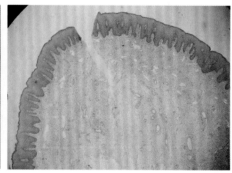

图 6-8 病理切片：表面被覆鳞状上皮，并含有由水肿和炎性纤维血管间质组成的轴心，外观类似皮肤的纤维上皮性息肉（HE 染色 ×40）

病例 5　病例情况如图 6-9，图 6-10。

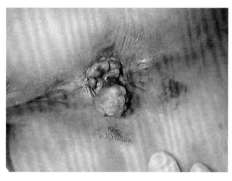

图 6-9　肛乳头瘤伴湿疹：本例肛乳头表
面呈杨梅状，分泌物多，造成肛
周皮肤湿疹

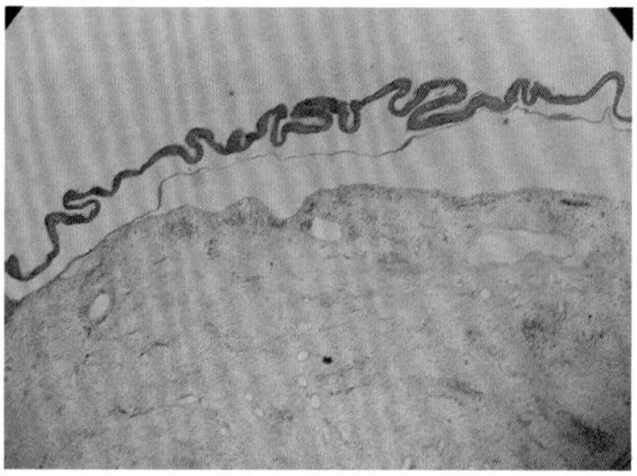

图 6-10　病理切片：肥大性肛乳头，表面
被覆鳞状上皮（HE 染色 ×40）

病例 6　病例情况如图 6-11，图 6-12。

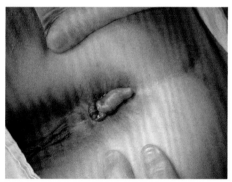
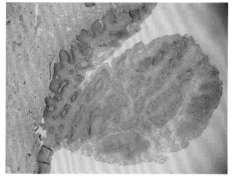

图 6-11　肛乳头瘤：瘤状表面呈皮肤样

图 6-12　病理切片：鳞状上皮乳头状增生
（HE 染色 ×40）

（钟盛兰，罗天白，赵苁，祝颖）

第七章

其他肛门直肠疾病

7

中医肛肠在临床上以痔、肛瘘、肛裂为优势病种，其他肛门直肠疾病如肛门湿疹、直肠息肉、克罗恩病、溃疡性结肠炎及其他感染性疾病也日益增多。这里介绍一下我们临床见到的一些典型病例。

一、肛门湿疹

肛门湿疹一般局限于肛门周围皮肤，发作时奇痒难忍，伴有肛门潮湿，皮肤增厚，可发生皮肤散在皲裂，少数可累及会阴部的疾病。急性期皮疹（图7-1）为多数密集的粟粒大的小丘疹、丘疱疹或小水疱，基底潮红。因急性、亚急性湿疹反复发作不愈，形成慢性肛周湿疹（图7-2），患处皮肤浸润增厚，色素沉着明显，表面粗糙，个别有不同程度的苔藓样变，呈阵发性瘙痒，可产生皲裂而致皮损部有疼痛感。病程不定，易复发，经久不愈。

肛门湿疹患者在生活上要避免频繁使用沐浴露、肥皂等清洁剂清洗肛门，过度清洁及肛周皮肤酸碱度的改变，会破坏肛门局部正常菌群，从而诱发湿疹。瘙痒时禁用热水烫或强力搔抓，这些行为将导致症状加重。由痔、瘘等肛门疾病引发的肛门湿疹，需要积极治疗肛门疾病。

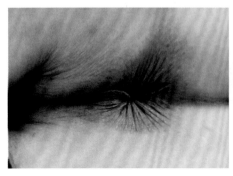

图7-1　肛门湿疹（急性期）

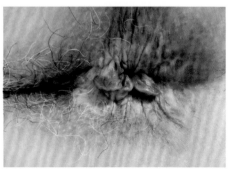

图7-2　肛门湿疹（慢性期）

二、直肠息肉

大肠黏膜向肠腔隆起的病变，统称为息肉。息肉按发生数目多少分为单发性息肉、多发性息肉和息肉病。按发病部位分高位和低位，在腹膜返折线以下可经肛门切除者为低位息肉，其上者为高位息肉。按发病性状可分为带蒂息肉和广基息肉；带蒂息肉有长蒂和短蒂之分，有时脱出肛外。病理上将息肉分为肿瘤性和非肿瘤性，前者与癌的发生关系密切，又称为腺瘤，其他非肿瘤性者，统称为息肉（图 7-3～图 7-6）。

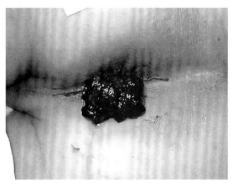

图 7-3　绒毛状管状腺瘤

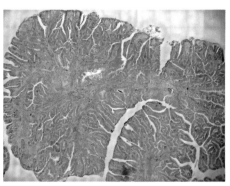

图 7-4　绒毛状管状腺瘤病理切片

瘤组织呈乳头状腺管状结构，腺体不规则，腺上皮复层，胞浆黏液空泡减少或完全消失，核极性稍紊乱，伴轻-中度不典型（HE 染色 ×40）

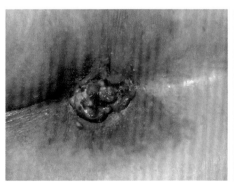

图 7-5　腺癌

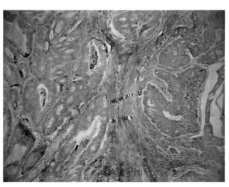

图 7-6　腺癌病理切片

癌细胞排列成腺管状结构，大部分区域呈筛状结构，腺上皮假复层，细胞核排列参差不齐，极性消失，核浆比增大，核异型性明显（HE 染色 ×40）

由于直肠息肉，尤其是低位息肉，常见有便血，若蒂长者还可脱出肛外，与Ⅲ期内痔的症状有相似之处，但直肠息肉的便血多见粪中带血，滴血少见，而内痔出血一般不与粪便相混合，以滴血为多。低位直肠息肉隆起于直肠黏膜面，附着于肠壁上；内痔生长在齿线上缘，无蒂。病理结果支持最终诊断。

部分低位直肠息肉排便后脱出肛外，可经肛门行息肉结扎摘除术。手术方法与内痔结扎法基本相同，需结扎至基底部。在指诊或肛内消毒，以及钳夹息肉蒂部进行结扎时，手法要轻柔，不宜用力牵拉，以免将蒂部拉断，发生出血。后期继续随访肠镜。

三、直肠黏膜松弛

直肠黏膜松弛是直肠脱垂的初期阶段，直肠脱垂是指直肠黏膜、直肠全层、肛管，甚至部分乙状结肠，向下移位脱出肛门的一种疾病。当今社会，人们更少从事重体力工作，女性生育次数降低，这些造成直肠脱垂的风险因素的减少，使典型的直肠脱垂越来越少见。但直肠黏膜退行性改变，或者反复脱出的内痔导致的直肠黏膜松弛，使患者经受了更多的不适，如肛门坠胀、排便感觉异常、腹部下坠感等。由于直肠黏膜松弛的体征不明显，患者的主诉无法得到临床检查的支持，使他们长期处在"有苦无处诉"的状态。近来，我们通过黏膜套扎的方法改善直肠黏膜松弛状态，为一部分里急后重的患者解除了痛苦。

该患者为女性，42岁，自诉从小就有肛门脱出物，随年纪增长脱出物越来越多，伴有肛门坠胀感。肛门检查：肛门呈洞状，见有痔核脱出（图7-7），怒责后痔核连带直肠黏膜脱出（图7-8）。手术方案是先在直肠黏

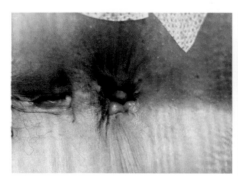
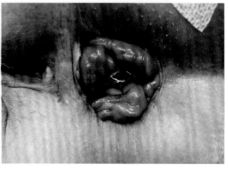

图7-7 痔核脱出　　　　　　　　图7-8 直肠黏膜脱出

膜松弛部行注射术（图 7-9），再将内痔连带部分直肠黏膜行弹力线套扎术（图 7-10）。术后患者脱出症状解除，排便通畅。

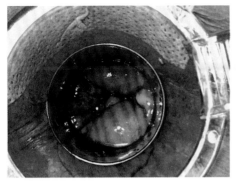

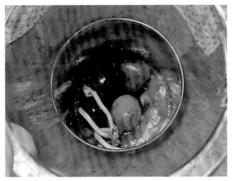

图 7-9　直肠黏膜注射术　　　　　　　图 7-10　弹力线套扎术

四、坏死性筋膜炎

肛周坏死性筋膜炎是由多种细菌协同作用导致的，以肛周和会阴三角区皮肤和软组织坏死并蔓延为特征的爆发性感染性疾病，可累及皮肤和软组织，包括真皮、皮下脂肪和筋膜，严重时侵及肌肉及其他组织。早期诊断困难，临床进展迅速，病死率较高，最新文献报道病死率为 9%～25%，甚至更高。一旦疑诊为肛周坏死性筋膜炎，必须进行积极的局部治疗和全身治疗。其治疗原则是早期外科切开引流，彻底清除局部坏死组织，应用大剂量广谱抗生素，积极予以营养支持治疗。

病例 1　患者男性，32 岁，因"肛旁硬结伴疼痛 2 日"由门诊拟"肛周脓肿"于 2021 年 12 月 22 日收入院。入院时肛门检查：肛周一圈皮肤潮红伴破损，触之有硬结感伴有触痛，指诊肛内黏膜不规则增厚、隆突，略有触痛。入院后第 2日，肛周皮肤及皮下组织坏死范围进一步扩大，肛缘一圈皮肤均有溃破，尤其是会阴部溃烂至肌肉，创面约 4 cm×5 cm（图 7-11）。肛内

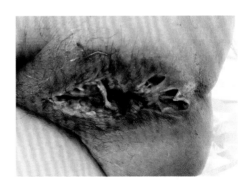

图 7-11　入院后第 2 日

黏膜坏死伴腐肉脱落。肛门磁共振检查如图 7-12～图 7-15 所示。入院后检查血糖 18.3 mmol/L，酮体阳性，患者否认糖尿病史。予以扩容、降糖、抗感染治疗，配合中药清热利湿，健脾益气生肌。由于病灶自行破溃后，脓腔已充分暴露，故未行进一步扩创，外用中药促进创面修复。前期以九一丹化

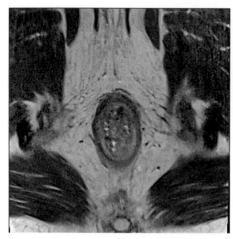

图 7-12　T2WI 示肛管内括约肌黏膜信号
增高

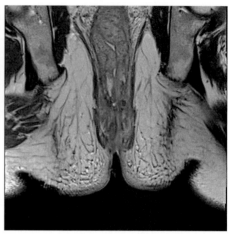

图 7-13　T2WI 冠状位

肛管及下段直肠黏膜增厚、肿胀，肛管内外括约肌间隙显示不清

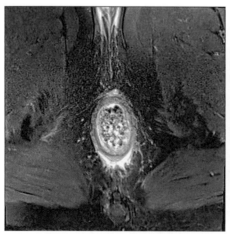

图 7-14　横断位 T1WI 增强

肛管黏膜及内、外括约肌明显强化，邻近软组织强化明显

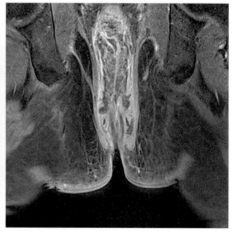

图 7-15　冠状位 T1WI 增强

肛管及下段直肠黏膜强化明显，内、外括约肌间隙亦有强化

腐，腐脱后以生肌散生肌，配合红光照射，创面肉芽鲜活，范围缩小（图7-16，图7-17）。治疗30日后，肛门后方浅表病损已完全愈合，会阴部创面明显缩小（图7-18）。8个月后复诊，尚存前方通向会阴部的窦道，时有溢液（图7-19）。因患者自觉症状良好，无进一步外科治疗意愿，继续控制血糖治疗。

该患者如此大的创面在30日基本愈合，修复速度迅速，主要因为患者年轻，气血充盈。其次，术后予红光物理疗法，增强局部组织供血供氧，有利于肉芽组织生长。另外，术后通过口服中药调理、外用中药祛腐生肌，加快创面愈合速度。

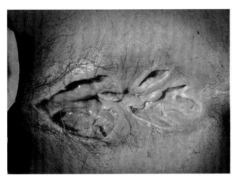
图7-16 治疗后第10日

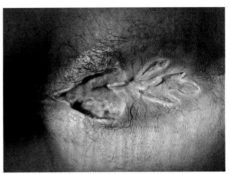
图7-17 治疗后第17日

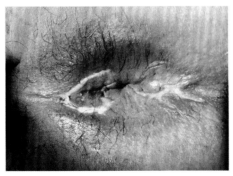
图7-18 治疗后第30日

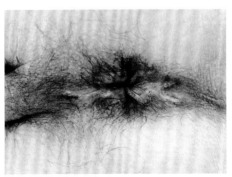
图7-19 8个月后

病例2 患者男性，60岁，因"左侧臀部及肛周硬结2周，伴疼痛加重1周"由门诊拟"坏死性筋膜炎"收入院。专科检查：左侧肛旁皮肤色暗，按有肿块，距肛门约5 cm，肿块范围约6 cm×8 cm，肿块中央破溃，按压有大量脓液流出。左侧大腿根部后侧至前侧可及皮下硬块，范围约 10 cm × 10 cm，未破溃，无波动，压痛明显。肛门磁共振检查如图 7-20～图 7-23 所示。患者否认糖尿病史，入院后血糖 10 mmol/L，酮体 0.2 mmol/L。予以扩容、降糖、抗感染治疗，并做清创处理。术中探查：空腔自左侧肛旁破溃处经左侧臀部绕行，沿大腿后侧皮下走行。手术在空腔路

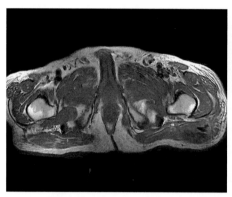

图 7-20　横断位 T1WI

左侧坐骨直肠窝、左侧臀大肌内可见不规则等低信号影，边界不清。肛管未见异常

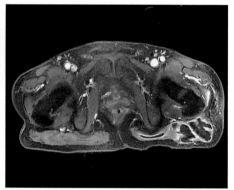

图 7-21　横断位 T1WI 增强

病灶呈环形强化，病灶内脓液未见强化

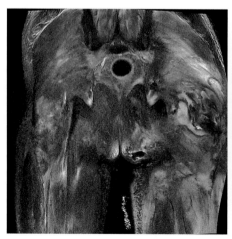

图 7-22　T2WI 压脂

左侧坐骨直肠窝及左侧股骨上段水平病灶呈高信号，左侧臀大肌内可见脓肿形成。双侧髋部及左侧臀部软组织可见水肿信号影

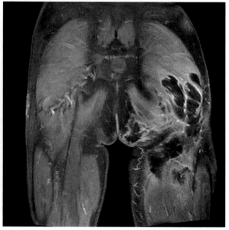

图 7-23　冠状位 T1WI 增强

径上做多切口，切开脓腔间隔，剔除管腔内大量腐肉，再以双氧水、生理盐水冲洗脓腔（图7-24）。由于患者血糖不稳定，术后转至重症监护室进一步监护及治疗。

　　本例与前例一样，都是发病后才发现血糖异常，提示严重感染会造成血糖异常，亦可由血糖异常引起感染重症。该患者年龄较大，平素体质较弱，故感染侵犯面积大，恢复缓慢。

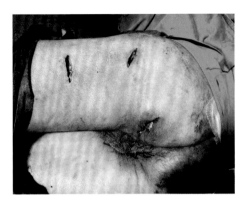

图7-24　坏死性筋膜炎术后（肛周至臀部、大腿）

（钟盛兰，李嘉钦，徐浩，祝颖）

参 考 文 献

[1] 中国医师协会肛肠医师分会临床指南工作委员会.肛周坏死性筋膜炎临床诊治中国专家共识（2019年版）[J].中华胃肠外科杂志,2019,22（7）: 689-693.

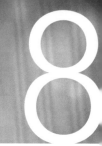

第八章

中医肛肠科常用手术器械与常用药物

第一节　常用手术器械

　　本科手术治疗以中西医结合为主，采用的手术器械既有常用的外科手术器械，又有具中医特色的专科手术器械（图 8-1）。

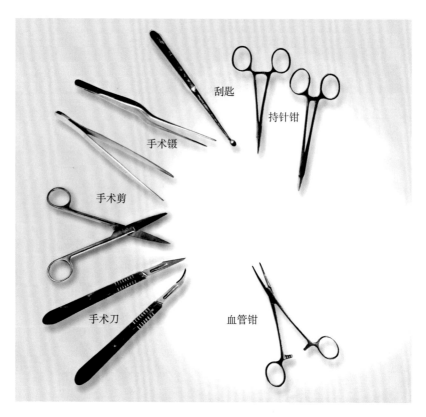

图 8-1　常用手术器械

一、通用手术器械

1. **手术刀**　主要用于切开皮肤和组织，手术中根据实际需要选用不同类型的刀片。常用的直刀片将皮肤或组织切开，弯头刀片常用于由肛瘘内口向外切开管道时，或由空壳内向外拉开空腔时。

2. **手术剪**　本科常用的手术剪为一页尖头，一页钝头，尖头可以深入管道顶端，将管道完全切开，钝头可保护正常组织不受破坏。

3. **手术镊**　用于夹持组织、敷料和异物。

4. **血管钳**　在本科手术中主要用弯头血管钳，用于夹持痔核根部，有时也可用于管道的探查。

5. **持针钳**　用于夹持缝针缝合组织。

6. **刮匙**　用于清除肛瘘管道内的坏死组织。

二、专科手术器械

1. **肛门镜**　肛门镜是检查肛门直肠病的重要器械，在治疗中也有一定的作用。

2. **探针**　探针是探查肛瘘管道的主要工具，本科常用的有钢制直型探针、铜制球头探针、有槽探针（又称槽针）。钢制探针质硬，不易变形，多用于探查直行管道，或在肛瘘手术中用以探通内外口之间的管道。铜制探针质软，可塑性强，可以随意弯曲，以探查弯曲管道的走向。有槽探针主要用于挂线时，或引导切开管道。

3. **挂钩**　用于肛瘘手术中，伸入肛内以顶端按压，探针穿顶区域，辅助探针顶穿内口，并在挂线中发挥重要作用。

4. **银丝**　在高位肛瘘挂线中起到引线的作用。

5. **镰形针刀**　用于低位肛瘘的管道探查及一次性切开。

6. **半叶扩肛器**　扩张肛管，使肛内病灶或创面暴露。

7. **隐窝钩**　可用于探查肛瘘内口；可直接切开隐窝，用于治疗隐窝炎。

本科使用的专科手术器械，如挂钩、银丝、镰形针刀，其雏形在清代高文晋的《外科图说》中有所记载，有的经过改进后仍在临床上使用（图8-2）。

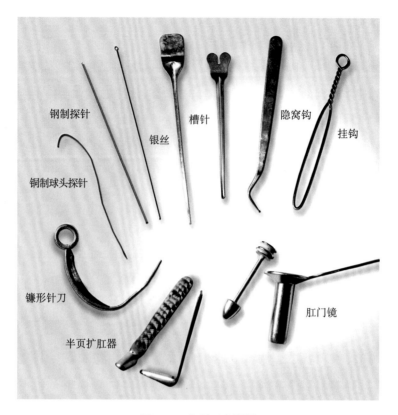

图 8-2　专科手术器械

第二节　常用药物

一、青黛散

组成：青黛 30 g，黄柏 30 g，煅石膏 120 g，滑石 120 g，各研细末拌匀。

功效：清热解毒，燥湿敛疮。

主治：肛门湿疹、术后创面溢液潮湿。

二、九一丹

组成：煅石膏、红升丹按 9∶1 比例，共研极细末。

功效：拔毒提脓，祛腐生肌。

主治：一切脓疡未尽者，创面胬肉赘生。

三、红玉膏

组成：朱砂 10 g，硼砂 5 g，滑石 50 g，冰片 5 g，共研成粉，加凡士林调成油膏。

功效：润肤，生肌，收敛。

主治：术后创面未愈合者。

四、生肌散

组成：轻粉 9 g，朱砂 9 g，冰片 1.5 g，制甘石 50 g，共研极细末，和匀。

功效：消炎杀菌，生肌收口。

主治：术后创面未愈合者。

五、三黄膏

组成：黄芩、黄连、黄柏等量研细末，以凡士林、麻油调和。

功效：清热解毒，散结消肿止痛。

主治：痔核肿胀嵌顿、肛周感染未成脓者。

（罗天白，吴斌，李嘉钦）

后 记

　　《梁林江痔科手术图谱》于 2007 年出版发行后，被全国 24 个省市地区共 67 家单位收藏，其中近 70% 的单位是医学院校。该书可作为低年资临床医生的指导用书，又可作为中高级医师临床参考之用书。书中的特色技术受到同行业的认可，并在临床上有较大的借鉴价值。该书于 2015 年获得第八届上海中西医结合科学技术奖科普著作奖，也是对其学术价值的肯定。

　　《梁林江痔科手术图谱》出版 16 年来，编写团队继续优化书中的特色技术的操作程序，改进核心技术的处理细节，并致力于推广和传承。本次《梁林江肛肠病手术图解》的编写，既是对我们 16 年来临床工作的总结，也是将这 16 年来有所改进之处，与大家做个交流，希望得到大家的指正。

　　在这 16 年里，感谢院领导对我的关心，感谢科室成员对我的爱护与支持，至今我还能继续从事我所热爱的事业，为广大肛门疾病患者解除病痛，为后辈学生传授经验、指导手术，尽我所能再为科室建设出份力。在耄耋之年还能有这样的精力与能力，去实现自身的价值，这是我的幸运，我感到很幸福。

　　近年来国家对中医药更加重视，制定了有利于中医发展的方针政策，出台了各个层面的中医药人才培养项目，开展了各类名老中医传承项目，为继承和发扬中医药文化和特色技艺提供了很好的平台及保障。2017 年 5 月，在虹口区及院领导的重视及推进下，通过"师带徒"项目，以拜师会的形式，钟盛兰、张伟两位医生成为我的签约继承人，成为"林氏痔科"第六代传人。现在，新生力量为团队注入了新的活力，我可以将手里的接力棒传下去，林氏痔科后继有人。回想当初自己拜师的情景还历历在目，心中确实百感交集，我没有辜负老师对我的培养和殷切期望。2018 年 12 月，"林氏痔科传统痔瘘治疗术"成为上海市虹口区非物质文化遗产保护项目，"林氏痔科"在史册中得以延续。2020 年，我被评为上海市基层名老中医，并建立

"梁林江上海市基层名老中医经验传承工作室",使我们的学科建设及传承工作进入了市级水平。对此,我甚感欣慰与自豪,我为有这样热爱事业与尊重传统的传人而自豪,为有这样勤奋刻苦的学生而自豪,为有这样团结向上的团队而自豪。我相信,在大家的努力下,一定能够把事业做得越来越好,将传统发扬光大。

在《梁林江肛肠病手术图解》出版之际,非常感谢钟盛兰医生的坚持与努力,使本书的出版得以实现,还促成了英译版的出版。这些成果远远超出了我的预期,令我感到万分喜悦。另外,我还要感谢所有一直以来关心、爱护、理解、支持、帮助过我的领导、同事、朋友及家人,还有来就诊过的所有患者,是你们成就了今天的我。我将以感恩之心,为科室及医院再尽余力,继续为中医肛肠事业贡献我的绵薄之力。

梁林江

2023 年 3 月